口絵 1

p16より

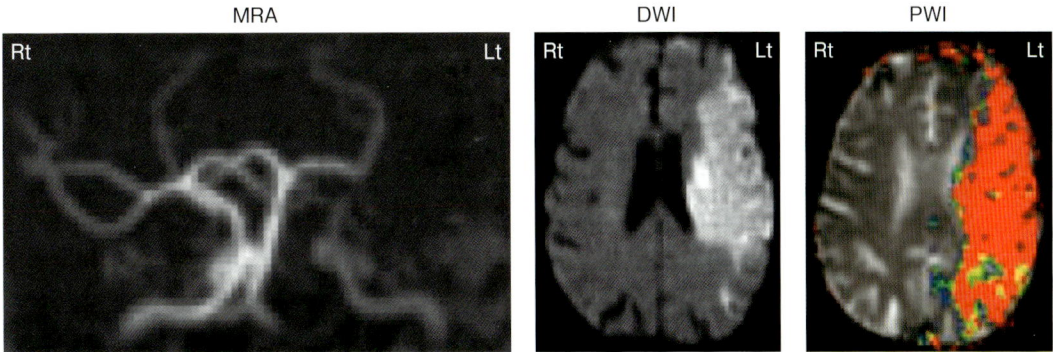

図2　Stroke MRI
MRAで左中大脳動脈(MCA)の閉塞が認められる．この所見に合致するようにDWIでは左MCA領域に梗塞巣の出現を示す高信号域が，PWIでは左MCA領域全域の顕著な血流低下を示す所見がみられる．

p22より

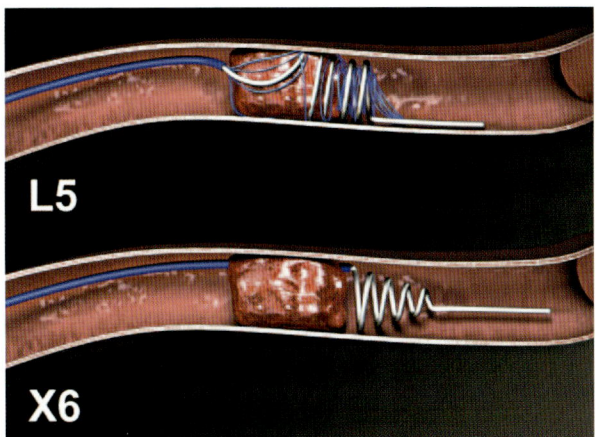

図2　MERCI血栓除去カテーテル
カテーテルの先端に付着したらせん状コイルで血栓を捕獲して除去する．下段の第1世代カテーテル(X6)と比べて，上段の第2世代カテーテル(L5)は，コイルに微小フィラメントが付いているため，血栓の捕獲がより容易となっている．

p74より

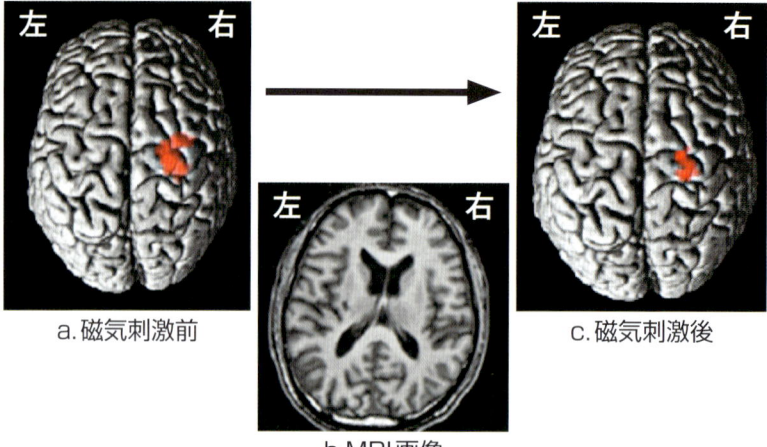

図1　左手指(健常側)のタッピング動作の磁気刺激前後の評価(左内包の梗塞による右片麻痺患者)
健側では磁気刺激後もほとんど変化がないことがわかる.
　a：磁気刺激前．右の運動野に賦活がみられる.
　b：MRI画像．左内包の梗塞が認められる.
　c：磁気刺激(rTMS)と集中的作業療法(NEURO)後．右運動野の賦活はほとんど変化がない.

p75より

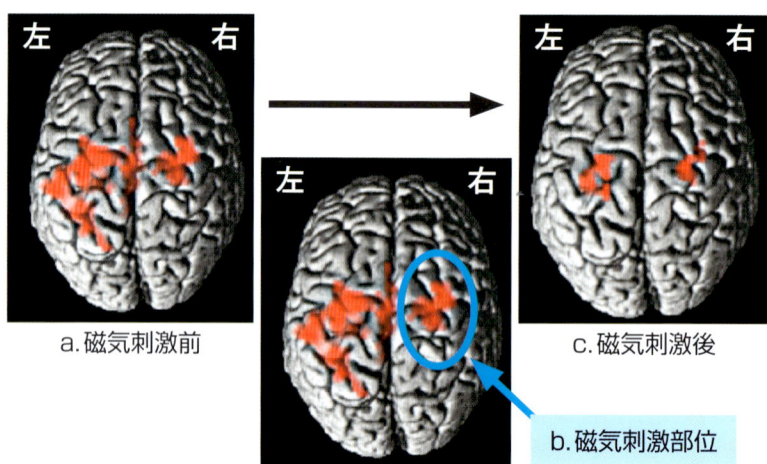

図2　右手指(障害側)のタッピング動作の磁気刺激前後の評価 (図1と同症例)
　a：磁気刺激前．両側大脳の賦活が認められる.
　b：磁気刺激部位の決定．右健側大脳半球の賦活部位の感覚運動野を刺激することによって，右健側大脳半球の賦活部位を抑制され，左半球の機能が高まり，麻痺が改善されることをねらう.
　c：磁気刺激と集中作業療法(NEURO-6)後.
　　　いぜん両側の賦活が認められるが，賦活の大きさは著明に減少している.
　　　麻痺手の機能も補助手から実用手レベルに改善した.

口絵3

p76より

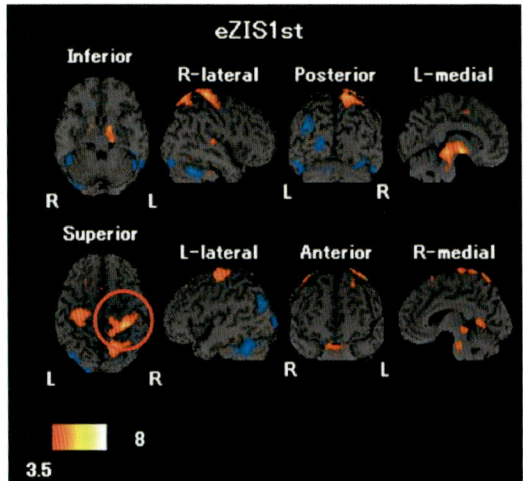

a. 磁気刺激前

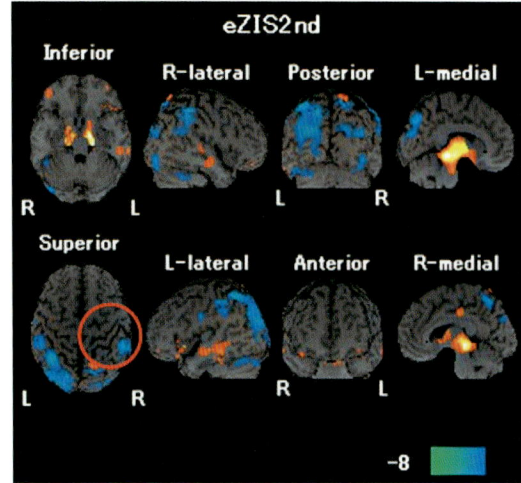

b. 磁気刺激後

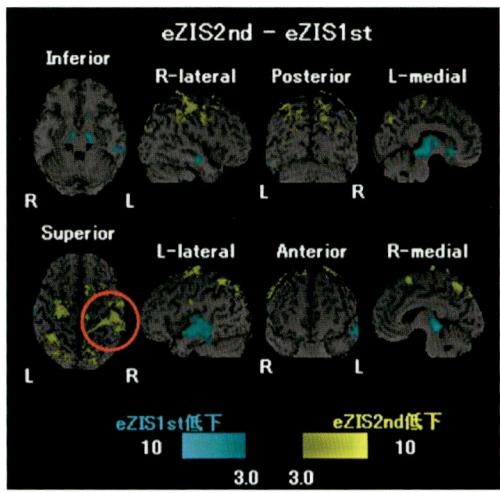

c. 磁気刺激前後の比較

図3　磁気刺激前後の脳血流シンチの変化

脳の活性が強い部位は暖色で，弱い部位は寒色で示される．
磁気刺激前の過剰な興奮部位（右運動野，暖色部，a）は磁気刺激後，抑制されている（b）．
過剰な興奮が抑えられた部位を黄色で示す（c）．

rTMSと集中的作業療法による手指機能回復へのアプローチ

脳卒中上肢麻痺の最新リハビリテーション

編著
安保雅博
東京慈恵会医科大学リハビリテーション医学講座

角田 亘
東京慈恵会医科大学リハビリテーション医学講座

著
横井安芸 他
東京慈恵会医科大学附属第三病院リハビリテーション科 作業療法室

三輪書店

執筆者一覧 （執筆順）

安保　雅博	東京慈恵会医科大学リハビリテーション医学講座
角田　亘	東京慈恵会医科大学リハビリテーション医学講座
上出　杏里	東京慈恵会医科大学リハビリテーション医学講座
横井　安芸	東京慈恵会医科大学附属第三病院リハビリテーション科
伊東　寛史	東京慈恵会医科大学附属第三病院リハビリテーション科
石川　篤	東京慈恵会医科大学附属病院リハビリテーション科
田口　健介	東京慈恵会医科大学附属病院リハビリテーション科
福田　明子	東京慈恵会医科大学附属第三病院リハビリテーション科
亀田　有美	東京慈恵会医科大学附属第三病院リハビリテーション科
冨永あゆ美	東京慈恵会医科大学附属第三病院リハビリテーション科
梅森　拓磨	東京慈恵会医科大学附属第三病院リハビリテーション科

序 ● 作業療法の役割の重要性

　脳卒中により身体に障害が生じた場合,「歩けますか？」「しゃべれますか？」「手が使えるようになりますか？」の3つに患者・家族の質問は,集約されるといっても過言ではない.むずかしく答えにくい質問である.脳卒中による上肢の麻痺に関していえば,発症から4か月が過ぎると,その95％はプラトーになってしまう.6か月つまりは180日を過ぎると,ほとんど改善は見込まれないというのが,世の定説である.利き手の麻痺なら早急に利き手交換をするのも世の定説である.

　発症から数か月経っても上肢麻痺のレベルが, Brunnstrom stage (Br. stage) でⅡ,Ⅲの患者で痙性が強ければ,実用手まで戻るのは,経験上,困難であると容易に予想することができる.しかしながら, Br. stageがⅣ, Ⅴの人がなぜそれ以上よくならないのかと疑問に思ったことは,なかっただろうか？　医療保険適応の180日越えという一言で,もう少しよくなるのではないかと思いながらも,診療報酬13単位内では麻痺のレベルを維持するしかないからと,安易に患者を介護保険下に投げてしまっていないだろうか？　介護保険のもと,脳卒中の麻痺による機能障害の人たちがマンパワーの不足から機器に頼らざるを得ない訓練や筋力低下が主体となる人たちと同様の画一的な訓練を施行され,外来で久しぶりに患者を見たときに,せっかく苦労して出現させた分離動作が,すっかりなくなって悲しくなったことはなかっただろうか？　Br. stageがⅣ, Ⅴの患者が,利き手の麻痺の回復にこだわって,社会復帰が遅れに遅れてしまい,挙句の果てには鬱状態に患者が陥ってしまったことはなかっただろうか？　上記のことは,私をはじめ脳卒中の上肢麻痺のリハビリテーションに真剣にかかわる者たちが感じていることだと思う.しかしながら,これらは決して誰も悪くないのである.定説が改善しないといっているからだ.

　東京慈恵会医科大学附属病院は,特定機能病院であるため急性期が主体である.しかしながら,維持期の患者にもリハビリテーション専門医が中心になって intensive neurorehabilitative approach を試み,「よくなるものをよくして維持期に返す」「間違った訓練法を指導修正して維持期に返す」使命があると考えてい

序

る．集中訓練，経頭蓋磁気刺激，経頭蓋電気刺激などの普及で，今までプラトーだといわれていた障害がよくなる可能性が出てきたからだ．

維持期の患者に訓練をしているのかと聞くと，"週1回ないし2回デイで…"という回答がほとんどである．訓練は毎日，自分でできるようにすべきである．今の状態から麻痺の改善をさせるためには，どのような訓練が必要なのかきっちり理解してもらわなければ前に進めないのである．段階を踏まないと麻痺はよくならないからである．また，生活に密着した訓練でなければ意味がない．機能が上がれば，必然的に使用頻度も上がるからである．この点から考えても，作業療法士の役割は非常に重要である．脳卒中上肢麻痺のリハビリテーションは，QOL，つまりは生活のレベルで何ができるようになるかに主眼を置いて対応しなければならない．最も大切なことは，全人的に考えリハビリテーションを施行しなければならないのである．

よって，今回この本で，わかりやすく，参考にしていただけるように，東京慈恵会医科大学で強力に推し進めている上肢麻痺に対するリハビリテーション・NEURO-6・15（Novel Intervention Using Repetitive TMS and Intensive Occupational Therapy-6・15 Days Protocol）を紹介することになった．

全国の作業療法士の諸君，NEUROのOはOTのOなのである．全人的視点に立った作業療法士として上肢麻痺の新しいリハビリテーションを進め，今までよくならないとされていた人たちに光を与えようではありませんか．

2010年7月吉日

安保雅博

序 ● 作業療法の役割の重要性 .... 安保雅博 003

I章 脳卒中の現在　007

1. 脳卒中の病態と危険因子 .... 角田　亘 007
2. 脳卒中の症状とその画像診断 .... 角田　亘 013
3. 脳卒中の急性期治療 .... 角田　亘 019
4. 脳卒中の後遺症にはどのようなものがあるのか .... 安保雅博 026

II章 脳卒中上肢麻痺のEBM .... 上出杏里, 安保雅博 030

III章 新たな治療手段TMSとは .... 角田　亘 039

TMSによる刺激の原理 039
1）TMSが大脳皮質を刺激する原理
2）TMSが大脳に与える影響—刺激頻度によって効果が異なる
3）低頻度rTMSによって大脳半球間抑制を減弱させる
4）治療手段としてのrTMS—直接的アプローチと間接的アプローチ
5）rTMSの安全性

IV章 慈恵医大方式 rTMS+集中的作業療法（NEURO）の考え方　050

1. NEUROとは .... 角田　亘 050
   1）独自の治療戦略—NEUROの考案
   2）NEUROの適応基準
   3）NEUROを行うためのスタッフ・施設の体制
   4）NEUROの治療スケジュール
   5）当科で用いているNEURO患者に対する上肢機能の評価スケール
2. rTMSの適応方法 .... 角田　亘 063
   1）rTMSの機器
   2）刺激部位と刺激強度の決定
   3）rTMSの施行
   4）rTMSに関する注意点

目次

3. 脳卒中における障害機能の回復メカニズム・・・・・・・・・・・・・・・・・・安保雅博　070
    1) 神経組織の可塑性・再生と機能的再構築
    2) fMRIから考えられる機能の可塑性とリハビリテーション
    3) われわれの基礎的研究から得られた知見に基づく磁気刺激療法
4. 集中的作業療法のオーバービュー・・・・・・・・・・・・・・・・・・・・・・・・・・角田　亘　078
    1) 集中的作業療法の現状—CI療法のこれまで
    2) CI療法の課題
    3) NEUROのために当科で考案した集中的作業療法
5. NEUROにおける集中的作業療法・・・・・・・・・・・・・・・横井安芸, 伊東寛史　082
    1) 随意運動のメカニズムとそれが障害されたときの回復過程
    2) 脳卒中後上肢麻痺に対するリハビリテーションのこれまで
    3) NEUROにおける随意運動を引き出すための作業療法プログラム
6. 当科におけるNEURO-15の現状と今後・・・・・・・・・・・・横井安芸, 伊東寛史　098

V章　症例シリーズ　109

- 症例① NEURO-15により調理動作が自立・・・・・・・・・・・・・・・・・・梅森拓磨　109
- 症例② CI療法を行った後にNEURO-15を施行・・・・・・・・・・・・・・亀田有美　115
- 症例③ NEURO-15により生活上の役割を再獲得・・・・・・・・・・・・・福田明子　120
- 症例④ 若年性脳卒中に対するNEURO-15・・・・・・・・・・・・・・・・冨永あゆ美　126
- 症例⑤ NEURO-6により麻痺側上肢機能が顕著に改善・・・・・・・・・田口健介　131
- 症例⑥ 外来通院下でNEURO-6を施行・・・・・・・・・・・・・・・・・・・・石川　篤　136
- 症例⑦ 重度感覚障害を伴う症例に対するNEURO-15・・・・・・・・・・伊東寛史　142

VI章　脳卒中上肢麻痺の回復に限界はあるのか　148

1. 適応基準の変遷・・・安保雅博　148
2. 上肢麻痺にプラトーはあるのか・・・・・・・・・・・・・・・・・・・・・・・・・・・安保雅博　150
3. 攻めるリハビリテーションの勧め—Intensive Neurorehabilitationとは・・角田　亘　152
4. rTMS治療のさらなる発展を目指して—rTMS治療のこれから・・・・角田　亘　155

索　引・・・158

第Ⅰ章 脳卒中の現在

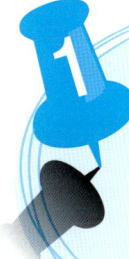

1 脳卒中の病態と危険因子

脳卒中とはどんな病気か

「脳卒中（stroke, apoplexy）」という語は，「脳血管障害（cerebrovascular disorder）」と同義であり，語源的に「卒＝突然に」「中＝あたる（罹患する）」という意味があることから，「脳血管の異常（破裂，閉塞，狭窄など）が原因となって突然に発症する脳の病気」の総称である．広く用いられているNINDS-Ⅲの脳血管障害の分類では，脳卒中は，①脳内出血，②クモ膜下出血，③脳梗塞，④脳動静脈奇形からの頭蓋内出血の4病型に分けられているが，実際には，脳内出血，クモ膜下出血，脳梗塞の3型に分けて考えることが多い．これらの割合は，『脳卒中データバンク2009』によると，図1に示すように脳梗塞が最多で全体の約3/4を占め，次いで脳内出血，クモ膜下出血の順に多くなっている[1]．

脳内出血は，その大部分（約3/4）が高血圧性脳内出血であり，動脈硬化によって障害された脳深部動脈が破裂することによって発生する．好発部位としては，被殻，視床，脳幹（橋），小脳などが知られているが，特に被殻出血と視床出血の頻度が高い（両者で全体の約70%を占める）．これら4部位の出血では高血圧性のものがほとんどであるのと異なり，皮質下出血の場合には，動脈硬化以外の原因が関与する場合が多く，脳血管奇形，脳腫瘍，アミロイドアンギオパチー（原因不明の脳動脈へのアミロイド沈着），薬物性（ワーファリン，抗血小板剤）などが

007

第Ⅰ章 脳卒中の現在

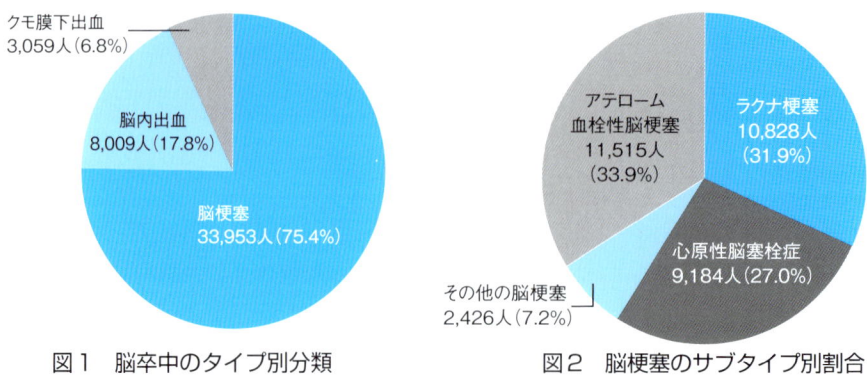

図1　脳卒中のタイプ別分類　　　　図2　脳梗塞のサブタイプ別割合

その原因となることがある．

　クモ膜下出血は，脳の表面を覆うクモ膜下腔に出血が生じるというものであり，その約80％は脳動脈瘤の破裂を原因としている．（未破裂）脳動脈瘤は，本邦の成人においては約2〜6％の人で発見されるといわれており，特にその径が10mm以上の場合に破裂の危険性が高まると報告されている．脳動脈瘤の有無については遺伝的素因が強く関係しているようで，結果的にクモ膜下出血についても家族歴がみられることが多い．クモ膜下出血では，原因として動脈硬化の関与が小さいためか，その発症年齢は脳内出血や脳梗塞よりはやや若く，40〜50代に多くみられている．脳動脈瘤破裂以外に，（三層構造である）動脈の中膜が解離してそこに血液が流れ込む解離性脳動脈瘤，本邦に多いもやもや病，脳動静脈奇形などもクモ膜下出血の原因となる．解離性脳動脈瘤は最近注目されている病態であるが，頸部への外的刺激（急激な頸部の伸展屈曲，過度の圧迫）を契機としてクモ膜下出血を発症することが特徴的である．

　脳梗塞は，「脳の動脈が閉塞して，その動脈の支配領域が組織壊死に陥る」というものであるが，これはその発症メカニズムから，①ラクナ梗塞，②アテローム血栓性脳梗塞，③心原性脳塞栓症，④その他の脳梗塞という4つのサブタイプに分類される．ラクナ梗塞は，脳主幹動脈から枝分かれする穿通枝の末梢部分が動脈硬化を原因として閉塞することにより発生するもので，通常は意識障害や高次脳機能障害を伴うことはなく，出現する梗塞巣は画像上で径15mm以下になる．アテローム血栓性脳梗塞は，中大脳動脈や脳底動脈といった脳主幹動脈に生じた動脈硬化性の血管閉塞もしくは狭窄を原因とするもので，緩徐に症状が進展し，出現する病巣も比較的広範囲となる．心原性脳塞栓症は，心臓疾患を原因とする脳梗塞の総称である．心臓になんらかの疾患がある場合には，健常人ではみられないことであるが，心腔内に血栓が生じてしまい，これが血流にのって脳動脈に到達し，たとえ脳動脈そのものには異常がなくとも，塞栓性の動脈閉塞が生じる

ことで脳梗塞が発生する．その他の脳梗塞に含まれるものは，解離性脳動脈瘤，血管炎，片頭痛，抗リン脂質抗体，抗凝固因子（プロテインC，プロテインSなど）欠乏などを原因としている．『脳卒中データバンク2009』では，脳梗塞のサブタイプ別分類は**図2**のごとくラクナ梗塞，アテローム血栓性脳梗塞，心原性脳塞栓症のそれぞれが約1/3ずつを占めるという結果になっている[1]．

脳卒中患者は，どれくらいいるのであろうか？

それでは，日本では，どれくらいの人が脳卒中を発症し，後遺症に悩まされ，苦しんでいるのであろうか？

脳卒中は，1950年代から約30年間にわたり，日本人の死亡原因の第1位の座を占めていたが，2006年における厚生労働省の発表によると，脳卒中は日本人の死亡数全体の11.8%を占めており，30.4%を占める悪性新生物（＝がん），15.9%を占める心疾患に次いで，第3位となっていて，死亡原因としては減少傾向にある．しかしながら，食生活の欧米化などを反映してか脳卒中の発症率は1980年代以降はおよそ横ばい状態にあり，現在でも毎年20～30万人が脳卒中を発症していると推測されている．また，脳卒中は，たとえ命を取り留めたとしてもなんらかの後遺症を残すことが大きな問題であり，「寝たきり状態の主たる原因」ともなっている．平成18年の国民生活基礎調査（厚生労働省）によると，要介護状態となる最多の原因は25.7%を占める脳卒中となっており，16.3%を占める第2位の「高齢による衰弱」を大きく引き離している．脳卒中の有病者数は全国で約200万人と推測されており，そのうちの約40万人は，いまだに継続してなんらかの医療介入を受けているといわれている．現代においても脳卒中は，間違いなく日本人にとっての「国民病」の一つなのである．

どんな人が脳卒中に罹患するのか？―脳卒中の危険因子

脳卒中の発生を予防して，脳卒中による寝たきり患者を減らすには，いうまでもなく予防が大切であり，そのためにはいわゆる危険因子の把握が必要である．米国脳卒中学会が啓蒙している脳卒中の危険因子をまとめると，**表1**のようになる[2]．これらは，修正不可能な（いかなる対処をもってしても是正することができない，なす術がない）危険因子と，修正可能な（的確な介入によって，治すことが可能な）危険因子とに二分される．脳卒中の家族歴に関しては，まだまだ未

表1　脳卒中の危険因子(米国脳卒中学会による)

修正不可能なもの (non-modifiable)	年齢(高齢者で多い) 脳卒中の家族歴 人種(黒人で多い) 性別(男性で多い) 脳卒中や心臓発作の既往
修正可能なもの (potentially modifiable)	高血圧 喫煙 糖尿病 頸動脈病変 末梢動脈疾患 心房細動などの心疾患 鎌状赤血球症 高脂血症 偏食(高カロリー食,塩分に富む食事,脂質に富む食事) 運動不足・肥満・メタボリック症候群 アルコール中毒 薬物中毒

表2　心原性脳塞栓症の塞栓源となり得る心疾患(TOAST分類による)

高リスク塞栓源 (high-risk source)	中等度リスク塞栓源 (medium-risk source)
人工弁 心房細動を伴う僧帽弁狭窄症 心房細動(孤立性を除く) 左房血栓 洞不全症候群 心筋梗塞(4週未満) 左室血栓 拡張型心筋症 左室壁運動消失 左房粘液腫 感染性心内膜炎	僧帽弁逸脱 僧帽弁輪石灰化 心房細動を伴わない僧帽弁狭窄症 左房もやもやエコー 心房中隔瘤 卵円孔開存 心房粗動 孤立性心房細動 生体弁 非細菌性心内膜炎 うっ血性心不全 左室壁運動障害 心筋梗塞(4週以上6か月未満)

　解明な部分も多いが,分子遺伝学的研究の進歩によってNotch3(CADASIL),α-galactosidase A(Fabry病),凝固因子V(活性化プロテインC抵抗症),APP・シスタチンC(家族性アミロイドアンギオパチー)といった遺伝子もしくは遺伝子産物の異常が脳卒中の原因になっていることがわかってきた[3].頸動脈病変は外科的治療(頸動脈内膜摘出術,ステント留置術)によって治すことができる.また,米国第3次国民栄養調査結果から,メタボリック症候群が"新たな"脳卒中の独立した危険因子であることが示されている[4].

表3　脳卒中予防10か条（日本脳卒中協会による[6]）

1. 手始めに　高血圧から　治しましょう
2. 不整脈（心臓病）　見つかり次第　すぐ受診
3. アルコール　控えめは薬　過ぎれば毒
4. お食事の　塩分・脂肪　控えめに
5. 万病の　引き金になる　太りすぎ
6. 糖尿病　放っておいたら　悔い残る
7. 予防には　タバコを止める　意思を持て
8. 高すぎる　コレステロールも　見逃すな
9. 体力に　合った運動　続けよう
10. 脳卒中　起きたらすぐに　病院へ

　心原性脳塞栓症の原因となり得る心疾患としては，TOAST（The trial of Org 10172 in Acute Stroke Treatment）分類において，表2に記したごとくの疾患が挙げられている[5]．特に，心房細動は，たとえ罹患していても無症状であることが少なくなく，罹患率も高いため（60歳以上では，約4％の人が罹患している），非常に重要である．

　修正可能な危険因子の存在が確認された場合，生活習慣改善，降圧薬や血糖降下剤などの薬物を通して積極的にこれが是正されるべきであることはいうまでもない．最近では，これら修正可能な危険因子の是正が，脳卒中の発生を抑制するとの大規模臨床試験の結果が発表されており，次々にエビデンスが構築されつつある．また，心原性脳塞栓症の塞栓源が確認された場合は，抗凝固剤であるワーファリン投与が推奨される．なお，日本脳卒中協会は，危険因子の積極的な是正を，「脳卒中予防10か条」（表3）として平易な言葉で啓蒙している[6]．

脳卒中をなくすことはできるのか？

　脳卒中の危険因子が次々と明らかになり，それに対する対処法が徐々に確立されてきているにもかかわらず，いまだに脳卒中を発症する人が後を絶たない．これの主たる理由は，修正不可能な危険因子が存在することと，修正可能な危険因子の存在に気づいてもそれを十分に修正できないことが珍しくないことなどであろう．そしてもう一つ，正しく理解しておくべきことは，危険因子を解消することによって確かに脳卒中発症の危険性は低くなるが，必ずしもゼロになるとは限らないということである．実際には残念なことに，いかなる既知の危険因子もも

たない人が脳卒中を発症することも決して珍しくはないのである．確かに本邦で広まっている脳ドックを受診すれば，脳卒中の危険因子を確実にみつけ出すことができるであろう．しかしながら，現状としては，降圧剤を内服して血圧を良好にコントロールしたり，脳動脈の狭窄がみつかったので抗血小板剤を内服したりという対策を講じていても，脳卒中が発症することがあるのである．不必要に警戒心・恐怖心をあおるつもりは毛頭ないが，脳卒中の発生をゼロにすることは，現在の医学では，まだ及ばないところなのである．残念なことに脳卒中はいまだに，（その危険度に違いはあれど）「いついかなる人に発症しても決して不思議ではない病気」なのである．

〈引用文献〉
1) 小林祥泰（編）：脳卒中データバンク2009. 中山書店, 2009.
2) American Stroke Association：http://www.strokeassociation.org/
3) 内野 誠：CADASIL. Brain and Nerve 60：1224-1234, 2008.
4) Ninomiya JK, L Italien G, et al：Association of the metabolic syndrome with history of myocardial infarction and stroke in the Third National Health and Nutrition Examination Survey. Circulation 109：42-46, 2004.
5) Adams HP Jr, Bendixen BH, et al：Classification of subtype of acute ischemic stroke：Definitions for use in a multicenter clinical trial. TOAST. Trial of ORG 10172 in Acute Stroke Treatment. Stroke 24：35-41, 1993.
6) 社団法人日本脳卒中協会ホームページ：http://www.jsa-web.org/

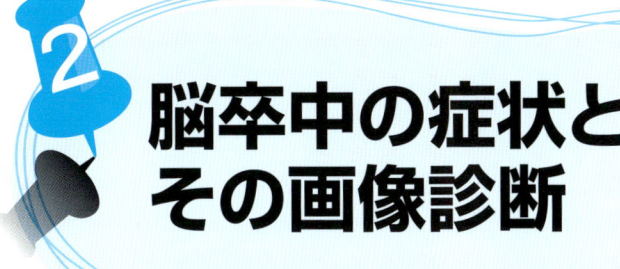

脳卒中の症状とその画像診断

脳卒中は前兆なく突然に発症することが多い

急性期脳卒中患者の診療に従事すると痛感することであるが，ほとんどの脳卒中ははっきりとした前ぶれもなく，突然に発症している．確かにアテローム血栓性脳梗塞や心原性脳塞栓症の一部では，教科書に記載があるように一過性（通常は，数分から数時間の持続）の神経症状がTIA（transient ischemic attack；一過性脳虚血発作）として，脳梗塞の発症に先行して出現することもあるが，むしろこれらは少数派のケースである．患者の多くは，脳卒中の発症直前までは，神経学的な異常をまったく呈することなく過ごしており，ある時点で突然に運動障害などの神経症状に気づくのである．後日に患者本人に話を聞くと，「トイレに行こうと立ち上がったときに，半身の脱力に気づいた」「家族と話していたら，急にしゃべりにくくなった」などと言うように，具合が悪くなった"時点"を比較的はっきりと答えられる場合が多い．患者の中には「発症前数日間にわたり，非常に疲れていた」「発症した日は，朝から体がだるかった」などと，脳卒中の発症に先立って，なんらかの全身的な不調（非神経症状）がみられる場合が時にある．しかしながら，これらの全身症状は感冒などでもみられるものであり，こういった軽微な異変を脳卒中の前兆として認識することはきわめて困難である．脳卒中の前兆をつかめればそれに越したことはないが，実際には，初発症状を見落とさないようにすることが重要となる．

脳卒中の症状は病巣の部位と大きさによって決定される

脳卒中によって引き起こされる症状とその程度は，生ずる病巣の部位と大きさによってまったく異なる．表1に脳内出血の病巣部位と出現し得る神経症状，表

2に脳梗塞における閉塞血管と出現し得る症状を示す．脳卒中のサブタイプ別に考えると，脳内出血やクモ膜下出血では，意識障害，頭痛，悪心嘔吐が比較的高頻度にみられる．脳梗塞のうち，心原性脳塞栓症やアテローム血栓性脳梗塞では，意識障害は失語などの皮質症状が高頻度にみられるが，ラクナ梗塞においてこれらがみられることは原則的にない．これらより，急性期における神経症状から，ある程度は脳卒中の病巣部位や病型を推測することができる．

最も多くみられる脳卒中の症状である運動障害は，大脳皮質運動野から放線冠，内包，中脳の大脳脚を経由，延髄錐体で対側に交叉してから外側皮質脊髄路を下行して脊髄前角細胞に至る錐体路のいずれかの部位が障害された場合に出現し得る．前頭葉の運動野における機能局在は**図1**に示すようにホムンクルスとしてよく知られており，手指の運動中枢が外側面に存在するのに対して，下肢の運動中枢は内側面に位置している．この図から考えるとわかるが，皮質に近いレベルでは，上肢に至る運動ニューロンと下肢に至る運動ニューロンとが離れて位置しているため，皮質直下が障害された場合にはいずれかのニューロンのみが障害されて単麻痺を呈することもある．しかしながら，放線冠レベル以下になると両ニュ

表1 脳内出血の病巣部位と出現し得る神経症状

病巣部位	症　状
被殻	意識障害，上肢に強い片麻痺・半身知覚麻痺，失語，半側空間無視（病巣の大きさによって症状は大きく異なる）
視床	意識障害，半身知覚麻痺（表在・深部），片麻痺，水頭症（脳室内穿破合併）
橋	意識障害，交代性片麻痺，四肢麻痺，脳神経麻痺，眼球運動障害，眼振，失調
小脳	失調，眼振，めまい，悪心嘔吐
大脳皮質下	出血部位に応じた皮質症状（片麻痺，失語，失行，半側空間無視）

表2 脳梗塞における閉塞血管と出現し得る症状

閉塞血管（血管支配領域）		症　状
前大脳動脈（前頭葉内側面，脳梁）		下肢に強い片麻痺，強制把握，精神症状
中大脳動脈	穿通枝（内包）	上肢に強い片麻痺，半身知覚障害
	皮質枝（前頭葉外側面，側頭葉外側面，頭頂葉）	顔面・上肢に強い片麻痺，半身知覚麻痺，失語，半側空間無視など
後大脳動脈	穿通枝（視床）	半身知覚麻痺（表在・深部）
	皮質枝（後頭葉，側頭葉内側面）	同名半盲，記憶障害，相貌失認，地誌的失認
脳底動脈（脳幹，小脳）		交代性片麻痺，四肢麻痺，脳神経麻痺，眼球運動障害，眼振，運動失調
椎骨動脈（延髄，頚髄上部）		Wallenberg症候群

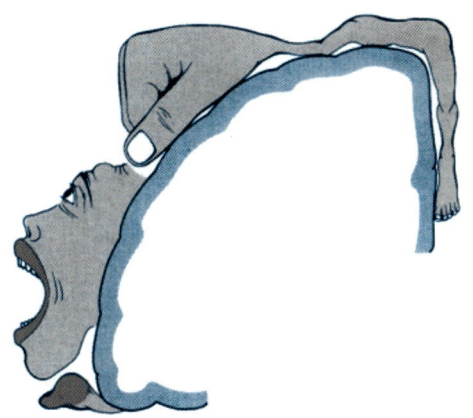

図1　運動野における機能局在
手指の運動中枢は前頭葉の外側面に存在する．

ーロンが非常に接近しているため，通常は両者が同時に障害されて片麻痺を呈することとなる．表1，表2に示したように，前頭葉内側面に至る前大脳動脈閉塞の場合を除けば，錐体路障害では上肢に強い片麻痺がみられることが多い．

脳卒中の診断に最も重要な頭部CTとMRI/MRA

　脳卒中が疑われる救急患者に対しては，通常はまず第一に，頭部単純CTが施行される．脳内出血であれば，発症直後からほぼ全例で高吸収域の出現が確認される．クモ膜下出血の場合も，特に微小な出血でなければ，やはり発症直後から脳溝や脳槽に高吸収域が認められるようになるため，およそ95%のクモ膜下出血は頭部CTで診断がつくといわれている．このように，脳内出血やクモ膜下出血では，発症直後から病巣が画像上で出現するのに対して，脳梗塞の場合には事情が異なっている．脳梗塞では，原因となる動脈閉塞が生じ臨床症状が発現してから，数時間（発症直後〜発症後約6時間まで）は頭部CTでは明らかな低吸収域の出現がとらえにくいことが多い．いわゆるEarly CTサインとしてレンズ核陰影および島皮質の不明瞭化，皮髄境界の不鮮明化，脳溝の消失といった所見が発症後早期から確認されることもあるが，これらの所見は専門外の医師であれば判定しにくいこともあり，範囲が狭い脳梗塞病巣であれば出現する頻度も低くなる．これに対して，MRIの拡散強調画像（diffusion-weighted imaging，以下DWI）は，虚血負荷にさらされた神経細胞内に生じるわずかなブラウン運動の低下とそれに伴う細胞性浮腫をとらえることができるため，急性期脳梗塞病巣の優れた検出方法として1990年代から臨床の場で用いられるようになった．DWIを用いれ

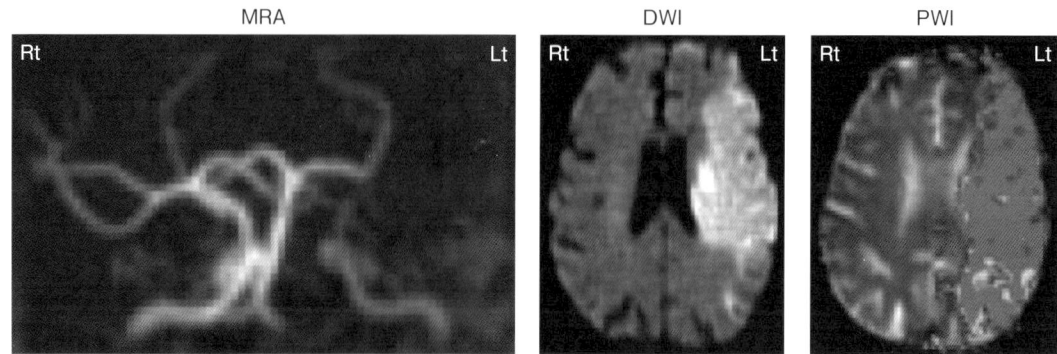

図2 Stroke MRI(口絵カラー)
MRAで左中大脳動脈(MCA)の閉塞が認められる.この所見に合致するようにDWIでは左MCA領域に梗塞巣の出現を示す高信号域が,PWIでは左MCA領域全域の顕著な血流低下を示す所見がみられる.

ば,患者によっては発症後約1時間の時点から脳梗塞病巣を高信号域として写し出すことが可能と報告されている.また,近年においては,その他のMRI撮影シークエンスとして,脳主幹動脈を造影剤を用いることなく写し出すMR血管造影(magnetic resonance angiography,以下MRA),ガドリニウム造影剤を投与してその脳内分布の速度と範囲から局所脳血流量を診断するMR灌流画像(perfusion-weighted imaging,以下PWI),出血分解産物であるデオキシヘモグロビンやメトヘモグロビンをとらえることで出血性病巣の検出に有用なT2*強調画像なども実用化されるに至っている.そして,Schellingerら[1]は,「急性期脳卒中(特に脳梗塞)に対しては,これら撮影シークエンスをすべて含めたMRI検査を"Stroke MRI"として一気に迅速に行うことが望ましい」という考えを提唱している(図2).これらより,現時点においては,脳卒中発症が示唆される救急患者に対しては,図3に示すごとく,まず頭部単純CTを行い,これで異常が確認されずに脳梗塞が示唆された患者では,次いでStroke MRIを行うという「診断の流れ」が最も理想的なものとなる.なお,本邦においては2007年に,「ASIST-Japan 急性期脳梗塞における実践的ガイドライン策定委員会」によって「急性期脳梗塞画像診断実践ガイドライン2007」が発表されているが,本ガイドラインには,頭部単純CT,Stroke MRIの標準的撮像法(シークエンスの決定など)・解析法・評価法が明記されている[2].

2 脳卒中の症状とその画像診断

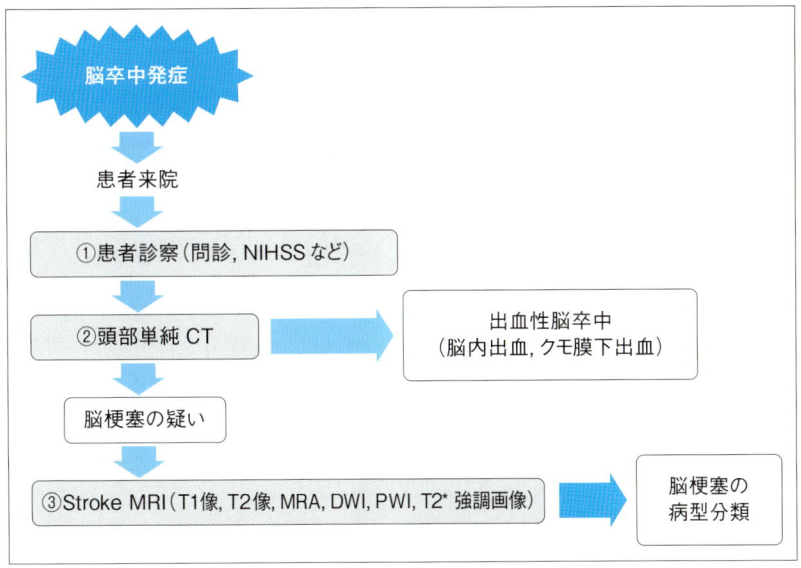

図3　急性期脳卒中に対する緊急検査の流れ
脳卒中が疑われた患者には，まず頭部単純CTを行い，出血性脳卒中が否定されればDWIを含むStroke MRIを行う．

脳卒中診断に用いられるその他の検査

　頭部CT・MRI以外にも，脳卒中患者，特に脳梗塞患者の病態把握を目的として，**表3**に挙げたようなさまざまな検査が行われている．頸動脈エコーは，特に頸動脈分岐部や椎骨動脈の動脈硬化病変の有無を非侵襲的に評価できる検査であり，いわゆる頸動脈プラークの診断には，最も適した検査方法である．ドップラーエコーは，視覚的に頭蓋内動脈を写し出しながら局所血流速度を測定することで，頭蓋内脳主幹動脈の状態を診断することができる（狭窄病変があれば，血流速度が増加する．閉塞病変があれば，動脈が描出できない）．クモ膜下出血後の血管攣縮のベッドサイドでの診断方法としても有用である．SPECT（single photon emission computed tomography）は，ラジオアイソトープ検査の一つであり，アイソトープで標識された^{123}I-IMP，^{99m}Tc-HMPAOなどの核種を注射後にその脳内分布をコリメーターで測定することで，局所脳血流量を測定するものである．SPECTを行えば，梗塞巣には陥っていないものの，虚血負荷にさらされている領域を明らかにすることができる．PET（positron emission tomography）は，サイクロトロンで生成された$^{15}O_2$，$H_2^{15}O$，^{18}F-FDGなどをトレーサーとして使用する検査で，局所脳血流量のみならず局所酸素消費量，局所ブドウ糖消費量を測定することができ，これらの結果からOEF（oxygen extraction fraction；酸素

表3　脳卒中診断に用いられる検査

1. 頭部単純CT
2. Stroke MRI（T1像, T2像, MRA, DWI, PWI, T2*強調画像）
3. 頚動脈エコー
4. ドップラーエコー
5. SPECT
6. PET
7. 心臓超音波検査（経胸壁エコー＝TTE, 経食道エコー＝TEE）
8. 心電図モニター（ホルター心電図）
9. 血液検査（抗リン脂質抗体, 抗凝固因子）

摂取率．これが高値の場合，酸素必要量に対してその供給量が少なくなっていることを示唆する）も算出することができる．心原性脳塞栓症が示唆された場合には，その原因心疾患の精査として心臓超音波検査と心電図モニターが行われる．経胸壁エコー（TTE）はベッドサイドでも行えるが，経食道エコー（TEE）のほうが病変をより鋭敏にとらえることが可能である．一過性の心房細動をとらえるには，場合によっては24時間以上にわたってモニターを行う必要がある．血液検査では，脳梗塞の原因となり得る抗リン脂質抗体，抗凝固因子（プロテインCおよびS，アンチトロンビンⅢ）の検索をすることができる．もちろん高血糖，脂質異常症などの危険因子の有無についても確認できる．

　ひと言で脳卒中，脳梗塞といっても，その原因・病態はさまざまである．原因や病態がより詳細に明らかにされればされるほど，治療方法の選択もより適したものになり，再発率の低下を含めて患者の予後がよりよいものになると期待される．

〈引用文献〉
1) Schellinger PD, Fiebach, JB, et al：Imaging-based decision making in thrombolytic therapy for ischemic stroke：present status. Stroke 34：575-583, 2003.
2) ASIST-Japan実践ガイドライン策定委員会（編）：急性期脳梗塞画像診断実践ガイドライン2007. 南江堂, 2007.

3 脳卒中の急性期治療

Brain attackとは

　Brain attackとは，Hachinskiによって提唱されたキャッチフレーズであり，「急性心筋梗塞に代表される心臓発作（heart attack）と同様に，脳卒中発作も救急疾患として，可能なかぎり迅速に対処すべきである」という考え方である．残念なことに，これまでは米国においても，脳卒中発作の緊急性は意外と認識されておらず，新たな神経症状の発現を気に留めなかったり，神経症状に気づいても自宅で経過を長時間みていたりして，発症早期に専門機関を受診しないケースが少なくなかった．この言葉が広まった背景としては，発症後3時間以内の急性期脳梗塞に対する組織プラスミノーゲンアクチベーター（tissue plasminogen activator，以下 tPA）の全身投与が1996年に米国で認可されたこと，ほぼ時を同じくして発症後早期の脳梗塞病変をとらえ得る拡散強調画像（DWI）が広まりはじめたことが挙げられる．本邦においては，日本脳卒中協会が中心となって「ブレイン・アタック・キャンペーン」などを立ち上げて，患者に対する啓蒙活動などを行っている．また，これに並行する形で，病院前評価スケールの開発・普及と，脳卒中センターの充実が全国で進められている．

　病院前評価スケールとは，主に患者の搬送にあたる救急隊が現場到着の時点で，その患者が脳卒中であるか否かを迅速に診断・スクリーニングするための評価法で，脳卒中が疑われる患者を適切な対応ができる施設へすみやかに収容することを目的としている．米国においては，CPSS（Cincinnati Prehospital Stroke Scale），LAPS（Los Angeles Prehospital Stroke Screen）などが病院前評価スケールとして使用されてきていたが，2006年に川崎医科大学脳卒中科のチームによって，本邦における初の病院前脳卒中評価スケールとなる倉敷プレホスピタルスケール（Kurashiki Prehospital Stroke Scale，以下KPSS）が開発された[1]．KPSSは意識水準，意識障害，運動麻痺，言語に関する簡単な採点のみで評価さ

れ，最高点は13点で，点数が高いほど脳卒中の可能性が強くなる．KPSSは，すでに日本臨床救急医学会によって作成された脳卒中病院前救護ガイドラインにおいても，救急隊が実施すべき評価として示されている．

　脳卒中センターとは，「脳卒中患者を迅速に受け入れて，tPA投与などの急性期治療を滞りなく提供できる施設」である．米国のBrain Attack Coalitionは，Primary Stroke Center（PSC）を，tPAの全身投与を行うための専門施設として位置づけており，そのための必要条件として，患者の到着から15分以内に脳卒中チームが診療開始できること，指示が出てから25分以内に画像撮影ができること，2時間以内に脳神経外科医のアクセスが可能なこと，stroke unitが備わっていることなどを挙げている．これらの条件を満たした施設は，JCAHO（Joint Commission on Accreditation of Healthcare Organization）という組織によって，正式にPSCとして認証される．これに対して本邦でも，脳卒中センターと称する施設が増加しており，以前よりも迅速に急性期脳卒中患者に対応することが可能となっているが，現在のところ脳卒中センターに関する明確な施設基準は作成されていない．つまり，施設自らが"名乗りをあげる"ことで，脳卒中センターと称することが可能なため，施設間で診療体制や設備面の違いがあるものと考えられる．

急性期脳梗塞に対するtPA全身投与とMERCI血栓除去カテーテル

　米国に遅れること約10年，2005年の秋にようやく本邦においても，発症後3時間以内の急性期脳梗塞に対するtPAの全身投与が認可されるに至った．そしていまや，tPAの全身投与は，本邦の「脳卒中治療ガイドライン2009」においても推奨グレードAとして，その積極的使用が勧められている．ただし，欧米においては0.9mg/kg体重を投与総量としているのに対し，0.6mg/kg体重が投与総量として決められている点は注意を要する．

　図1に示すように，認可に先立って行われたJ-ACT研究や，認可後の使用状況をまとめた承認後使用成績調査の結果をみると，本邦におけるtPAの使用成績も歴史的な米国のNINDS研究におけるtPA投与群とほぼ同程度の有効性（治療3か月後の改訂Rankinスケールが0または1となった患者の割合がいずれにおいても全体の30％台）を示している（承認後使用成績調査の対象となった患者においては，初期重症度がやや高かったことが報告されている）．しかしながら問題は，実際にtPAが投与される患者の数が非常に少ないということであり，『脳卒中データバンク2009』によると，tPAが投与されるのは急性期脳梗塞全体のわずか

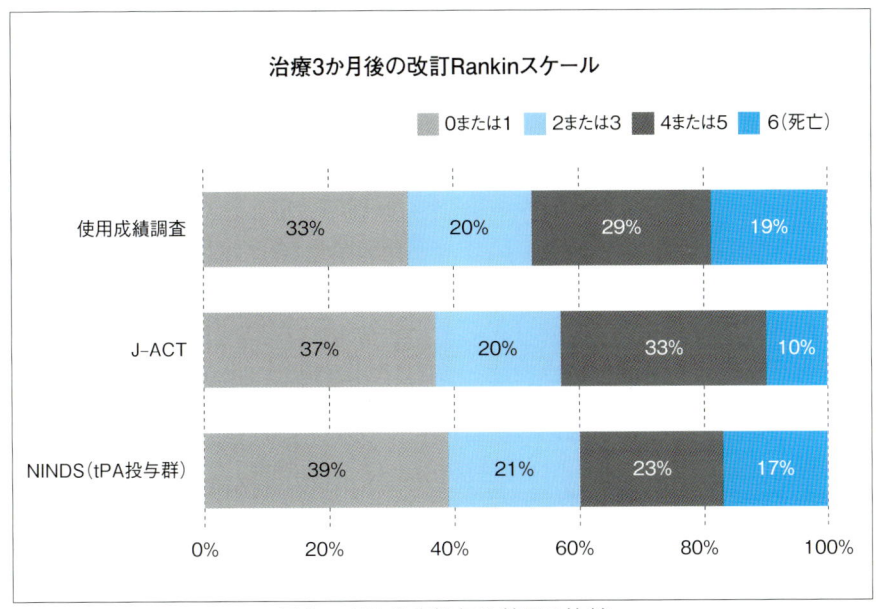

図1　tPA全身投与の効果の比較
3か月後に改訂Rankinスケールが0または1になった患者の割合は，承認後使用成績調査では，J-ACTやNINDS研究のtPA投与群と比してやや高値であったが，重症例が多かったことがこの原因の一つである．発症後36時間以内の症候性頭蓋内出血の頻度は，J-ACTよりも承認後使用成績調査で少なかった（J-ACT：5.8％，承認後使用成績調査：4.7％）．

1.8％にすぎないとのことである[2]．そして，この低い投与率の最大の原因は，患者の病院への到着の遅れと考えられている．これに対し，2008年に発表された多施設共同研究ECASS（European Cooperative Acute Stroke Study）Ⅲの結果は「発症後3〜4.5時間の脳梗塞患者においても，プラセボ投与群と比較してtPA投与群で臨床的予後が良好であった」というものであった[3]．つまり，tPA全身投与のtime window（投与によって有益効果が期待できる時間帯）が発症後4.5時間まで延長できる可能性が示唆されたわけである．これより，今後は，tPAの投与基準（time window）が再検討され，変更されるかもしれない．

また，近年になりStanford大学のAlbersが提唱したDWI/PWIミスマッチという概念がある．これは「PWIで異常を示すもののDWIでは正常な部位（すなわちDWI/PWIミスマッチ）は，組織死の危険にはさらされているものの，いまだ救済可能な部位である」という考え方で，DWI/PWIミスマッチが存在するのであれば，たとえ発症後3時間以上が経過している脳梗塞患者であっても，tPAの全身投与を行うべきであるという考え方である．すでにDIAS研究，DEFUSE研究，EPITHET研究などが，DWI/PWIミスマッチ存在症例におけるtPA全身投与の有効性を確認している[4]．

急性期脳梗塞に対する血管内治療としては，ウロキナーゼ局所動注療法が広く

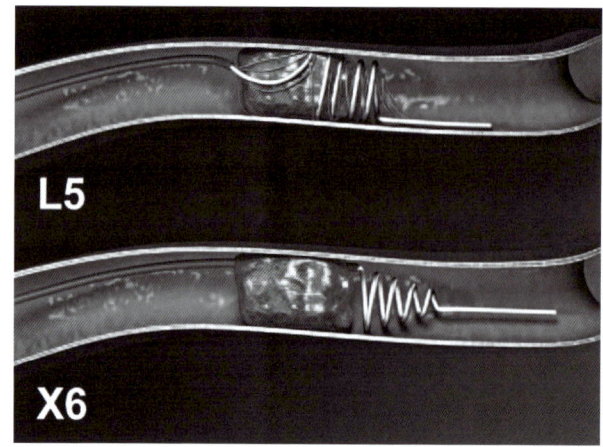

図2　MERCI血栓除去カテーテル（口絵カラー）
カテーテルの先端に付着したらせん状コイルで血栓を捕獲して除去する．下段の第1世代カテーテル（X6）と比べて，上段の第2世代カテーテル（L5）は，コイルに微小フィラメントが付いているため，血栓の捕獲がより容易となっている．

行われているが，これに加えて米国では2004年におけるFDAの認可以降，MERCI血栓除去カテーテルの使用が広まりつつある（**図2**）．これは，カテーテルの先端に付着したコイルで血管を閉塞させている血栓を除去するというものであり，近い将来，本邦においてもMERCIの使用が認可されるものと期待されている[5]．

脳内出血，クモ膜下出血に対する急性期治療

　急性期脳内出血に対しては，血腫除去術か保存的治療（血腫の自然吸収を待つ）のいずれかが治療として選択される．現在のところ，血腫除去術としては，①開頭血腫除去術，②CT誘導下定位脳手術，③内視鏡的血腫吸引術の3つがある．開頭血腫除去術は，全身麻酔下で行われ侵襲が大きいが，確実に出血源が凝固止血される．CT誘導下定位脳手術は，CTで血腫の位置を確認後に穿刺吸引を行うというものである．これは局所麻酔下で施行可能であり低侵襲であるが，術中の出血に対処できず止血が不確実なため，発症当日などの超急性期には行うべきではない．最も新しい内視鏡下血腫吸引術は，内視鏡観察下で血腫を吸引する低侵襲な方法であるが，その施行に習熟が必要である．血腫除去術を行うか，保存的治療で対処するかの判断は非常に重要であるが，本邦の「脳卒中治療ガイドライン2009」では，手術適応に関する指針を**表1**のようにまとめている[6]．しかしながら，米国脳卒中学会が「脳内出血のbest treatmentはunclearである」とコメン

表1　脳内出血に対する手術適応（脳卒中治療ガイドライン2009）[6]

	脳出血の部位に関係なく，血腫量10mℓ未満の小出血または神経学的所見が軽度な症例は手術の適応にならない（推奨グレードD）．また意識レベルが深昏睡（JCSでIII-300）の症例に血腫除去を勧める根拠はない（推奨グレードC2）．
被殻出血	神経学的所見が中等症，血腫量が31mℓ以上でかつ血腫による圧迫所見が高度な被殻出血では手術の適応を考慮しても良い（推奨グレードC1）．特に，JCSでII-20～30程度の意識障害を伴う場合は，定位的脳内血腫除去手術が勧められる（推奨グレードB）．
視床出血	急性期の治療として本症に血腫除去を勧めるだけの根拠はない（推奨グレードC2）．血腫の脳室内穿破を伴う場合，脳室拡大の強いものには脳室ドレナージ術を考慮しても良い（推奨グレードC1）．
皮質下出血	脳表からの深さが1cm以下のものでは特に手術の適応を考慮して良い（推奨グレードC1）．手術方法としては，開頭血腫除去術が推奨される（推奨グレードC1）．
小脳出血	最大径が3cm以上の小脳出血で神経学的症候が増悪している場合，または小脳出血が脳幹を圧迫し脳室閉塞による水頭症をきたしている場合には，手術の適応となる（推奨グレードC1）．
脳幹出血	急性期の脳幹出血例に血腫除去を勧めるだけの根拠はない（推奨グレードC2）．脳幹出血のうち脳室内穿破が主体で，脳室拡大の強いものは，脳室ドレナージ術を考慮しても良い（推奨グレードC1）．

トしているように，脳内出血の治療法の選択については，いまだに一定の見解は得られていないのが現状である．なお，近年においては急性期脳内出血に対する第7凝固因子の投与が，血腫拡大を有意に抑制するとの報告がなされており，今後に標準的治療として広まる可能性があるので記載しておく[7]．

また，脳動脈瘤破裂によるクモ膜下出血に対しては，開頭下に行われるクリッピング術か血管内治療として行われるコイル塞栓術が行われる．椎骨脳底動脈系の動脈瘤に対しては，開頭手術の危険性からコイル塞栓術が勧められるが，内頸動脈系の動脈瘤に対してはいずれが選択されるべきか，いまだ議論の最中にある．これら2つの治療オプションの安全性と有効性を比較したものにISAT（International Subarachnoid Aneurysm Trial）研究がある[8]．これは，約2,000人のクモ膜下出血患者を無作為にクリッピング術群とコイル塞栓術群とに振り分け，その後に経過観察を行うという多施設共同研究であった．治療後1年の時点では，改訂Rankinスケール3～6となった予後不良患者の割合はクリッピング術群で30.9%であったのに対してコイル塞栓術群で23.5%となっており，有意にコイル塞栓術群で少なくなっていた．また，再出血率は，両群間で差異は認められなかった．これに対して，再出血率を両治療間で比較したCARAT（Cerebral Aneurysm Rerupture After Treatment）研究の結果では，治療後1年以内における再出血はクリッピング術群と比してコイル塞栓術群で有意に多く，再治療を要する患者もコイル塞栓術群で多くなっていた[9]．しかしながら，本邦における最大の問題点は，2009年現在で脳神経血管内治療専門医が全国で約500人しか

おらず，脳神経外科専門医と比して圧倒的に少なく，血管内治療としてのコイル塞栓術を受ける機会に制限が生じているということであろう．

急性期リハビリテーションが必要な理由

脳卒中に対する急性期リハビリテーションの有効性は，すでに確認されている．たとえば，AVERT（A Very Early Rehabilitation Trial）研究では，発症後24時間以内にリハビリテーションが開始された場合，予後が有意に良好になることが示されており[10]，米国脳卒中学会のガイドラインでも，リハビリテーションは発症後1週間以内に開始されるべきと推奨されている．よって，表2に示した開始基準を満たす場合は，滞りなく急性期リハビリテーションが介入されることが望ましい[11]．急性期リハビリテーションとして行われる訓練内容を表3に列記したが，急性期リハビリテーションが目指すものは，脳卒中発症早期に起こり得るさまざまな廃用性変化の出現を予防することが中心となる．脳卒中発症後早期にいかなるリハビリテーションも行わなかったとすると，①学習された不使用，運動野の萎縮など中枢神経レベルでの廃用性変化，②廃用性筋萎縮，関節拘縮などの末梢の骨格筋関節レベルでの廃用性変化，③心肺機能低下，起立性低血圧，深部静脈血栓など循環器系の廃用性変化の発生が危惧されるのである．後述する慢性期脳卒中に対するリハビリテーションが，大脳内における代償機能を引き出すことに重点を置くこととは，対照的である．

表2　急性期リハビリテーション（早期離床）の開始基準

一般的に，以下をすべて満たす場合は，離床（＝ベッドアップ）を進めてもよい．
① 意識障害が軽度（JCSでⅡ-10以下）
② 入院後24時間で神経症候の増悪がない
③ 運動禁忌の心疾患がない
④ バイタルサインが安定

1. 脳梗塞の場合

→MRI/MRAで動脈硬化性の脳主幹動脈病変（閉塞もしくは狭窄）が認められた場合（＝アテローム血栓性脳梗塞と診断された場合），進行型脳卒中へ移行する危険性があるため，3～5日間経過観察した後に離床する．ラクナ梗塞と診断された場合，診断日から離床する．心原性脳塞栓症では，心臓エコー検査で，左房内血栓と心不全が否定されれば離床する．

2. 脳内出血の場合

→発症後24時間は血腫増大と水頭症の発生に注意，これらの合併がなければ離床する．

表3　脳卒中に対する急性期リハビリテーションの内容

1. 体位変換・ポジショニング
2. 他動的関節可動域訓練
3. 座位保持訓練
4. 筋力増強訓練
5. 基本動作訓練
6. 座位保持訓練
7. 移乗訓練・車椅子乗車訓練
8. 立位保持・立位バランス訓練
9. 歩行訓練

〈引用文献〉
1) 木村和美, 井口保之, 他：超急性期脳梗塞に対するrt-PA投与認可を踏まえて—急性期脳卒中の超早期受け入れ体制を如何に構築するか. 脳卒中 28：654-657, 2006.
2) 小林祥泰（編）：脳卒中データバンク2009. 中山書店, 2009.
3) Hacke W, Kaste M, et al：Thrombolysis with alteplase 3 to 4.5 hours after acute ischemic stroke. N Engl J Med. 359：1317-1329, 2008.
4) 角田 亘：脳卒中診療の最新動向〜International Stroke Conference 2009のトピックを中心に. 臨床リハ 18：651-657, 2009.
5) Smith WS, Sung G, et al：Safety and efficacy of mechanical embolectomy in acute ischemic stroke：results of the MERCI trial. Stroke 36：1432-1438, 2005.
6) 篠原幸人, 小川 彰, 他（編）：脳卒中治療ガイドライン2009. 協和企画, 2009.
7) Meyer SA, Brun NC, et al：Efficacy and safety of recombinant activated factor Ⅶ for acute intracerebral hemorrhage. N Engl J Med 358：2127-2137, 2008.
8) Molyneux AJ, Kerr RS, et al：International subarachnoid aneurysm trial (ISAT) of neurosurgical clipping versus endovascular coiling in 2143 patients with ruptured intracranial aneurysms：a randomized comparison of effects on survival, dependency, seizures, rebleeding, subgroups, and aneurysm occlusion. Lancet 366：809-817, 2005.
9) CARAT Investigators：Rates of delayed rebleeding from intracranial aneurysms are low after surgical and endovascular treatment. Stroke 37：1437-1442, 2006.
10) Bernhardt J, Dewey H, et al：A Very Early Rehabilitation Trial (AVERT). Int J Stroke 1：169-171, 2006.
11) 原 寛美：脳卒中急性期における早期離床, 歩行・ADL訓練, 運動機能改善の実際. 日本リハビリテーション病院・施設協会／急性期・回復期リハビリテーション検討委員会（編）：脳卒中急性期治療とリハビリテーション. 149-159, 南江堂, 2006.

4 脳卒中の後遺症にはどのようなものがあるのか

脳卒中を発症する危険因子として高血圧，糖尿病，高脂血症，心房細動などの心疾患，肥満，頚動脈狭窄，喫煙，運動不足，過度の飲酒などがある．多くの中高年以降の脳卒中患者の場合，基礎疾患に高血圧，糖尿病，不整脈をもっているものがほとんどである．したがって，リハビリテーション外来で脳卒中患者を診る場合，併存疾患の医学的管理と脳卒中によって生じた障害の改善，管理，維持などの両方が必要事項になってくる．

脳卒中は，脳血管の血流動態の病的変化による虚血や出血のため，病巣部での神経細胞の機能障害を生じる．つまりは，病巣部がつかさどっていた機能が損傷の程度により働かなくなる．代表的な後遺症は，運動麻痺である．運動神経や運動野の損傷具合で不全麻痺から完全麻痺まで生じる．

脳血管障害は，主な死因別にみた死亡率の推移では第3位である．しかしながら，寝たきりの原因の第1位であり，長く脳卒中による後遺症に悩まされる場合が多い．

脳卒中後遺症は脳損傷部位に対応した多彩な症状と二次的障害からなる後遺症とに分けられる．脳損傷部位に対応した多彩な症状として，高次脳機能障害を主として考えると表1のように分けられる．

また，「脳卒中治療ガイドライン2009」のリハビリテーションの項目立てをみてみると，主な障害・問題点に対するリハビリテーションとして後遺症を大きな範疇でとらえているので理解しやすい．表2に示す．

表3に，「脳卒中治療ガイドライン2009」で推奨されているリハビリテーションの項目を記載する．

〈参考文献〉
1）篠原幸人，小川　彰，鈴木則宏，片山泰朗，木村彰男（編）：脳卒中治療ガイドライン2009．協和企画，2009．

表1 脳卒中の損傷部位に応じた徴候―特に高次脳機能障害

前頭葉	前頭葉内側面	無動性無言, 他人の手徴候, 運動や発語の開始の障害, 記憶障害
	前頭葉眼窩面	脱抑制, 多幸性, 不適切な言動, 社会的行動上の問題
	前頭葉背外側面	自発性低下, 作業記憶の低下, 遂行機能障害, 問題解決能力の低下, 注意障害
	前脳基底部	記憶障害
	前頭前野	ワーキングメモリーの障害, 遂行機能障害, 問題解決能力の低下, 自発性の低下, 周囲への無関心, 退行性, 楽天的な態度, 運動失調
脳梁		左手の失書, 左手の失行, 左視野の失読や呼称障害, 左手の触覚性の呼称障害, 右手の構成障害, 純粋失読, 拮抗失行, 他人の手徴候, 右手の道具の強迫的使用
頭頂葉	左頭頂葉障害	失名辞, 失読, 失書, 失計算, 観念失行, 観念運動失行, Gerstman症候群(手指失認, 左右失認, 失書, 失算)
	右頭頂葉障害	半側空間無視, 半側身体失認, 構成障害, 着衣動作の障害
後頭葉	視覚連合野	片側同名半盲, 両側全盲様の反応
	内側面	視覚失認, 相貌失認, 地誌的障害, 純粋失読
	外側面	変形視, 視覚転位

表2 主な障害・問題点に対するリハビリテーションの項目立て
(「脳卒中治療ガイドライン2009」より)

1. 運動障害・ADLに対するリハビリテーション
2. 歩行障害に対するリハビリテーション
3. 上肢機能障害に対するリハビリテーション
4. 痙縮に対するリハビリテーション
5. 片麻痺側の肩に対するリハビリテーション
6. 中枢性疼痛に対する対応
7. 嚥下障害に対するリハビリテーション
8. 排尿障害に対するリハビリテーション
9. 言語障害に対するリハビリテーション
10. 認知障害に対するリハビリテーション
11. 体力低下に対するリハビリテーション
12. 骨粗鬆症に対する対応
13. うつ状態に対する対応

表3 「脳卒中治療ガイドライン2009」で推奨されているリハビリテーション項目

1. 運動障害・ADLに対するリハビリテーション
2. 上肢機能障害に対するリハビリテーション（本書の第Ⅱ章「脳卒中上肢麻痺のEBM」を参照のこと）
3. 歩行障害に対するリハビリテーション

推奨
1. 起立-着席訓練や歩行訓練などの下肢訓練の量を多くすることは，歩行能力の改善のために強く勧められる（グレードA）．
2. 脳卒中片麻痺で内反尖足がある患者に，歩行の改善のために短下肢装具を用いることが勧められる（グレードB）．
3. 痙縮による内反尖足が歩行や日常生活の妨げになっているときに，脛骨神経または下腿底屈筋運動点のフェノールブロックを行うことが勧められる（グレードB）．
4. 痙縮により尖足があり，異常歩行を呈しているときに腱移行術を考慮しても良い（グレードC1）．
5. 筋電や関節角度を用いたバイオフィードバックは，歩行の改善のために勧められる（グレードB）．
6. 慢性期の脳卒中で下垂足がある患者には機能的電気刺激（FES）が勧められるが，治療効果の持続は短い（グレードB）．
7. トレッドミル訓練，免荷式動力型歩行補助装置は脳卒中患者の歩行を改善するので勧められる（グレードB）．

4. 痙縮に対するリハビリテーション

推奨
1. 片麻痺の痙縮に対して，ダントロレンナトリウム，チザニジン，バクロフェン，ジアゼパム，トルペリゾンの処方を考慮することが勧められる（グレードA）．顕著な痙縮に対しては，バクロフェンの髄注が勧められる（グレードB）．
2. 痙縮による関節可動域制限に対し，フェノール，エチルアルコールによる運動点あるいは神経ブロック（グレードB）およびボツリヌス療法（保険適応外）（グレードA）が勧められる．
3. 痙縮に対し，高頻度のTENS（transcutaneous electrical nerve stimulation：経皮的電気刺激）を施行することが勧められる（グレードB）．
4. 慢性期片麻痺患者の痙縮に対するストレッチ，関節可動域訓練が勧められる（グレードB）．
5. 麻痺側上肢の痙縮に対し，痙縮筋を伸長位に保持する装具の装着またはFES（functional electrical stimulation：機能的電気刺激）付装具を考慮しても良い（グレードC1）．
6. 痙縮筋に対する冷却または温熱の使用を考慮しても良いが，十分な科学的根拠はない（グレードC1）．

5. 片麻痺側の肩に対するリハビリテーション

推奨
1. 麻痺側肩の関節可動域制限および疼痛に対して関節可動域訓練は勧められる（グレードB）．
2. NSAIDs（非ステロイド抗炎症薬）の内服は，麻痺側肩の疼痛を減弱させるので，勧められる（グレードB）．
3. 肩関節亜脱臼の予防として，三角巾やスリングの使用を考慮しても良い（グレードC1）．
4. 麻痺側の肩関節可動域と亜脱臼の改善を目的として，機能的電気刺激（FES）が勧められるが，長期間の効果の持続はない（グレードC2）．
5. 麻痺側肩の疼痛に対してA型ボツリヌス毒素注射（保険適応外）は有効である（グレードB）．
6. 麻痺側肩の疼痛に対するステロイド関節内注射は，機能改善に有効性を示す科学的根拠がないので勧められない（グレードC2）．
7. 肩手症候群の疼痛に対して，疼痛の程度に応じてコルチコステロイドの低用量経口投与が勧められる（グレードB）．

6. 中枢性疼痛に対する対応

推奨
1. 脳卒中後の中枢性疼痛に対して，アミトリプチリン（保険適応外）は有効であり，勧められる（グレードB）．
2. 脳卒中後の中枢性疼痛に対して，ラモトリギン（保険適応外）は有効であるとの報告がある（グレードC1）．
3. 中枢性疼痛に対し，メキシレチン（保険適応外）の処方を考慮しても良いが，十分な科学的根拠はない（グレードC1）．
4. 脳卒中後の中枢性疼痛に対して，カルバマゼピン（保険適応外）投与に関して有効性を示す科学的根拠はない（グレードC2）．

7. 嚥下障害に対するリハビリテーション

推奨
1. 脳卒中患者においては，嚥下障害が多く認められる．それに対し，嚥下機能のスクリーニング検査，さらには嚥下造影検査，内視鏡検査などを適切に行い，その結果を元に，栄養摂取経路（経管・経口）や食形態，姿勢，代償嚥下法の検討と指導を行うことが勧められる（グレードB）．
2. 経口摂取が困難と判断された患者においては，急性期から（発症7日以内）経管栄養を開始したほうが，末梢点滴のみ継続するよりも死亡率が少ない傾向があり勧められる（グレードB）．発症1か月後以降も経口摂取困難な状況が継続しているときには胃ろうでの栄養管理が勧められる（グレードB）．
3. 頸部前屈や回旋，咽頭冷却刺激，メンデルゾーン手技，supraglottic swallow（息こらえ嚥下），頸部前屈体操，バルーン拡張法などの間接訓練は，検査所見や食事摂取量の改善などが認められ，実施が勧められる（グレードB）．

8. 排尿障害に対するリハビリテーション

推奨
1. 排尿障害は脳卒中に合併する頻度は高く,リハビリテーションの阻害因子となるので,排尿パターンの観察,残尿測定,尿水力学的検査により,十分な評価を行うことが勧められる(グレードB).
2. 病態に応じて,薬物療法,患者教育・指導(排尿・排泄動作について),バイオフィードバック(男性),骨盤底筋トレーニング(女性)などの治療を行うことが勧められる(グレードC1).

9. 言語障害に対するリハビリテーション

推奨
1. 失語症に対し,系統的な評価を行うことが勧められる(グレードB). 評価法として標準失語症検査(SLTA)やWAB失語症検査が勧められる(グレードB).
2. 言語聴覚療法は,発症早期から集中的に,専門的に行うことが勧められる(グレードB).
3. 言語聴覚療法として,グループ治療やコンピューター機器を用いた治療も勧められる(グレードB).
4. 失語症に対する薬物治療として,ピラセタム(保険適応外)は有効性が確認されているが,副作用に十分配慮すべきである(グレードB).
5. 構音障害によるコミュニケーション障害を改善する目的の訓練は,十分な科学的根拠はないが,行うことが勧められる(グレードC1).

10. 認知障害に対するリハビリテーション

推奨
1. 脳卒中後は,失語・失行・失読・失認・半側空間無視・注意障害・記憶障害・遂行機能障害・知能障害・情緒行動障害(うつ状態を含む)などの認知障害の有無とその内容,程度を評価することが望ましい. また,評価結果は家族に伝えることが望ましい(グレードB).
2. 認知障害に対するリハビリテーションには,損なわれた機能そのものの回復訓練と代償訓練がある. いずれも実生活への適応(般化)を目的とすることが勧められる(グレードB).
3. 半側空間無視に対し,視覚探索訓練,無視空間への手がかりの提示などが勧められる(グレードB). また,プリズムレンズの装着,左耳への冷水刺激,無視空間への眼振の誘発を行う視運動性刺激,無視側への体幹の回旋,左後頸部の筋への振動刺激,以上の治療手技の組み合わせなども勧められる(グレードC1)が,治療の永続的効果,日常生活動作への般化については,十分な科学的根拠はない.
4. 記憶障害に対し,軽度例ではメモやスケジュール表,ポケットベルなどの記憶障害を補う補助手段の活用訓練が,中等度から重度の例では領域特異的な技術や知識(ある特定の領域に特化した技術や知識)の獲得を学習する訓練が勧められる(グレードB).また手続き記憶学習(運動学習)を行うことが勧められる(グレードB).
5. 注意障害に対し,さまざまな認知訓練が勧められる(グレードB)が,その訓練課題に関しては十分な科学的根拠はない(グレードC1). また,注意障害を軽減する環境調整に配慮すべきである. 例えば,作業を短時間にする,休息をとる,注意をそらすような周囲の聴覚的,視覚的外乱の排除などである(グレードC1).
6. 失行に対し,現実に即した,目標とする動作そのものの訓練や障害の代償方法を習得する訓練が勧められる(グレードB).

11. 体力低下に対するリハビリテーション

推奨
1. 脳卒中片麻痺の体力の評価としては,最大下負荷で求め得る指標が用いられる. 一方,負荷としては運動障害の重症度に応じて,トレッドミル,エルゴメーター,反復運動を用いることが勧められる(グレードB).
2. 有酸素運動トレーニングもしくは有酸素運動と下肢筋力強化を組み合わせたトレーニングは,有酸素性能力,歩行能力,身体活動性,QOL,耐糖能を改善するので強く勧められる(グレードA).
3. 麻痺側下肢の筋力トレーニングは,下肢筋力を増加させ(グレードA),身体機能を改善させるので勧められる(グレードB).

12. 骨粗鬆症に対する対応

推奨
1. 麻痺側で起こりやすい骨粗鬆症(骨萎縮)の予防または治療に,1α-hydroxyvitamin D_3とCa製剤,メナテトレノン,イプリフラボン,エチドロン酸,リセドロン酸,ゾレドロン酸(保険適応外),葉酸とメコバラミンの投与,日光浴が勧められる(グレードB).
2. 骨量維持のため介助を要しても下肢に荷重をかけた立位や歩行が勧められる(グレードB).

13. うつ状態に対する対応

推奨
1. 脳卒中後のうつは日常生活動作(ADL)や認知機能の改善を阻害するため,十分な評価を行い,治療を行うことが勧められる(グレードB).
2. うつ状態に対して,早期に三環系抗うつ薬,選択的セロトニン再取り込み阻害薬,セロトニン,ノルアドレナリン再取り込み阻害薬などの抗うつ薬を開始することが勧められる(グレードB).
3. 運動やレジャーは脳卒中後のうつの発生を減少させるので勧められる(グレードB).

第Ⅱ章 脳卒中上肢麻痺のEBM

はじめに

　近年，医学の進歩とともに治療の選択肢の幅は広がるにつれ，経験や勘に頼るのではなく，EBM（Evidence-Based Medicine）に基づいた治療方針の選択が医療の質の向上や標準化，効率化のうえで注目されるようになった．脳卒中治療においても，日本独自の医療現場を反映したEBMに基づく診療ガイドラインの策定が必要であることから，脳卒中の各病態からリハビリテーションまで含めた治療について言及した「脳卒中治療ガイドライン2004」が初めて発行され，さらに「脳卒中治療ガイドライン2009」が改訂版として刊行されている．ガイドライン上では，**表1**の分類に基づいて格付けされた各文献からデータベースが作成され，これをもとに治療における推奨グレードが**表2**のとおりに決定されている．

　特にリハビリテーションの分野については，脳卒中発症後の積極的な早期リハビリテーションの開始がその後の予後に重要である（グレードA）ということが明らかにされているが，具体的なリハビリテーションの介入方法については，研究デザインの不十分さや不均質な介入が多いために，国内でのエビデンスレベルの高い文献が少なく，グレードの高い推奨が少ないという問題がある．

　以上の問題をふまえたうえで，「脳卒中治療ガイドライン2009」に基づいた脳卒中発症後の上肢麻痺のEBMについてまとめることとする．

上肢麻痺の回復過程とその評価

　上肢の運動機能は，近位部と遠位部のそれぞれの高度で複雑な機能から成り立っている．近位部は，上肢全体を支える支持機能と肩関節と肘関節の粗大な運動によるリーチ動作を行い，遠位部では，握りやつまみ等の多彩な運動の組み合わせによる巧緻動作を行っている．上肢麻痺の回復では，まず近位部の基本パターンの一部が共同運動で出現し，次いで遠位部にも共同運動が出現する．回復とと

表1　エビデンスレベル分類（「脳卒中治療ガイドライン2009」より）

エビデンスレベル	内容
Ⅰa	RCTのメタアナリシス（RCTの結果がほぼ一様）
Ⅰb	RCT
Ⅱa	良くデザインされた比較研究（非ランダム化）
Ⅱb	良くデザインされた準実験的研究
Ⅲ	良くデザインされた非実験的記述研究（比較・相関・症例研究）
Ⅳ	専門家の報告・意見・経験

表2　推奨グレード分類（「脳卒中治療ガイドライン2009」より）

推奨グレード	内容
A	行うよう強く勧められる（Ⅰaまたは少なくとも1つ以上のレベルⅠbの結果）
B	行うよう勧められる（少なくとも1つレベルⅡ以上の結果）
C1	行うことを考慮しても良いが，十分な科学的根拠がない
C2	科学的根拠がないので，勧められない
D	行わないよう勧められる

もに，個々の筋の分離した収縮が可能となり，動作筋，共同筋，非共同筋，拮抗筋などの多彩な組み合わせ動作が可能になって，その速度が速くなることで巧緻性が向上する．高度な協調性・巧緻性運動の組み合わせにより，上肢は，非常に複雑かつ難易度の高い運動機能を有することができているのである．

このような脳卒中発症後の麻痺肢回復過程の中でリハビリテーションを進めるにあたり，評価方法として汎用され，グレードBとして推奨されているものは**表3**のとおりである．国内で頻用されている麻痺肢の評価尺度としては，Brunnstrom stage（Br. stage）（**表4**）が挙げられるが，それ自体の検証は少ないものの，信頼性および妥当性の高いFugl-Meyer Assessmentの各項目に使われていることから，機能障害の評価尺度としての使用が勧められている．

これらの評価をふまえ，ADL上での上肢機能の回復についてゴール設定を検討する場合には，主に実用手，補助手，廃用手の3つの段階に分けて検討するのが一般的である．具体例として，実用手は，箸操作や書字，茶碗の保持，爪切りなどADL上の巧緻動作が可能な状態であり，廃用手は，まったく使用できない状態をさす．補助手は，その中間にあたり，書字の際に紙を押さえる等，補助的役割を行うことができるレベルである．それぞれの機能レベルとBr. stageとの相関を**図1**に示す．上肢が実用手になるための必要条件は，上肢・手指ともにBr.

表3　評価(「脳卒中治療ガイドライン2009」より)

1. リハビリテーションを行うにあたり, 脳卒中の病態, 機能障害, 能力低下(活動制限, 日常生活動作障害), 社会的不利を評価する必要がある. [グレードB]

2. 汎用され, 信頼性・妥当性が検証されている以下の評価尺度を用いることが勧められる. [グレードB]
    1) 総合評価:Fugl-Meyer assessment, 脳卒中重症度スケール(JSS), Stroke Impairment Assessment Set(SIAS), NIH Stroke Scale
    2) 機能障害:Brunnstrom stage, (modified) Ashworth scale
    3) ADL:Functional Independence Measure(FIM), Barthel Index

表4　Br. stage(上肢・手指)

ステージ	上肢	手指
Ⅰ	弛緩性. 随意運動なし.	弛緩性.
Ⅱ	肩挙上, 後退, 外転, 外旋, 伸展, 肘屈曲, 回外, あるいはその一部が随意的にわずかに出現.	指屈曲が随意的にはほとんど不可能な状態.
Ⅲ	a) stage Ⅱで述べた屈曲共同運動が随意的に可能. b) さらに, 肩下制, 前方突出, 内転, 内旋, 屈曲, 肘伸展, 回内などの伸展共同運動が随意的に可能となる.	総にぎりが可能だが, 離すことはできない. 指伸展は, 随意的にはできないが反射による.
Ⅳ	a) 腕の前挙が可能. b) 肘を体側につけたまま90度屈曲位にし, 回内, 回外が可能. c) 腕を後に回して手を腰にあてることが可能.	横つまみが可能で, 母指の動きにより離すことも可能. 指伸展は, 随意的にわずかに可能.
Ⅴ	a) 腕の前挙がさらに頭上に挙上することが可能. b) 腕の側挙が可能. c) 肘伸展位のまま前腕の回内, 回外が可能.	手掌つまみ, 円筒にぎり, 球にぎりが可能. 指の総ひらきが可能.
Ⅵ	stage Ⅴの分離運動が速やかに, 楽に, 協調性をもって行える. 正常あるいは, 正常に近い.	すべてのつまみ方が可能になり, 上手にできる. 随意的な指伸展が可動域全部にわたって可能になり, 指の分離運動も可能となる.

stageがⅤ以上に達していることが挙げられる. さらに, 感覚障害がなく, 不随意運動のないこと, 痙縮をほとんど認めないこと, 小脳性失調がないことが十分条件として挙げられる. また, 上肢・手指のいずれかがBr. stage Ⅲ以下にとどまる場合は, 廃用手にならざるを得ない.

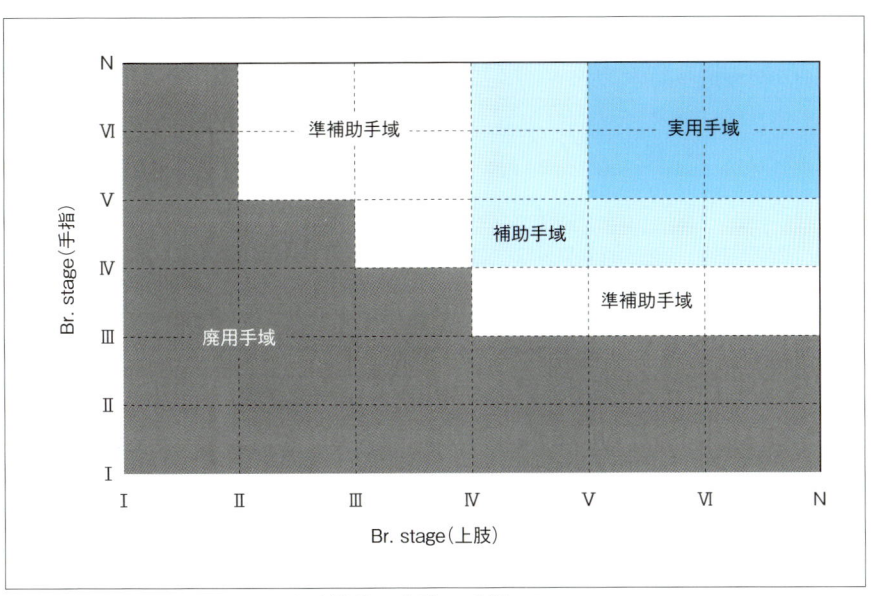

図1 上肢機能と上肢・手指のBr. stage

上肢麻痺の予後

　麻痺の回復は，一般に，発症後約1か月間に急速に回復する場合が多く，遅くとも3か月の間に回復の多くが終了し，4か月後の回復はわずかで，6か月までにプラトーになることが多いといわれている．ただし，発症当初の麻痺の重症度によって回復に差があり，軽度の場合は，1か月までにほとんどの改善が起こり，重度の場合は，少しずつ時間をかけて回復するものに分かれる．

　二木の報告では，Br. stageでの評価を用いて，90％以上が発症3か月でプラトーに達するとし，Duncanらの報告では，Fugl-Meyerの評価を用いて，著しい改善は，1か月までに終わり，発症時の麻痺が重度の群は3～6か月の間にわずかな改善を示すが，発症時の麻痺が中等度以上の群は，6か月までにプラトーに達するといっている．また，脳卒中研究として代表的なCopenhagen Stroke Studyでは，発症時の上肢麻痺が軽度の場合6週，中等度では10週，重度では15週でプラトーに達したと報告されている．また，軽度～中等度の麻痺では，リハビリテーション後，77％が実用手を獲得し，廃用手は5％にとどまるのに対し，重度の麻痺では，11％しか実用手を獲得できなかったとしている．畠中らの報告では，発症時の上肢麻痺の程度により，発症3か月で軽症の60％，中等症の20％が実用手を獲得したが，重症では6か月でも10％のみであった．

　このような上肢麻痺の回復傾向を参考に予後予測を行うにあたって重要なのは，

回復を阻害する不良因子の検出を行うことである．一般に，年齢，病巣の部位・大きさ，発症回数，感覚障害，筋緊張亢進，病的反射，関節拘縮，また失行・失認など高次脳機能障害の有無について評価を行う．また，治療として手術の有無やリハビリテーション訓練開始時期なども参考になる．訓練開始が遅れ，臥床期間の長くなったものでは，廃用症候群の合併にも留意しなければならない．この場合，訓練開始以後，約1か月間における機能回復の程度を評価し，機能低下が麻痺に起因するものなのか，廃用性の筋力低下や関節拘縮に影響されているのかを判断し，適切な予後予測を行うことが求められる．脳卒中発症時点での麻痺の重症度や回復阻害因子の有無により期待し得る機能到達度は異なり，適切な目標を設定したうえでリハビリテーション介入の至適期間および訓練内容を考えていく必要がある．

しかしながら，プラトーに達するまでに6か月から1年以上かけて徐々に改善する例も存在する．したがって，前述のようなパターンをすべての患者にあてはめて，回復の可能性を否定することは避けなければならない．また，評価尺度の違いにより，回復の度合いに差があるため，プラトーに達していると一概にはいえないことにも留意すべきである．

われわれも，テント上一側性病変を有する初発脳卒中片麻痺患者165例（男性97例，女性68例，平均年齢66歳，脳梗塞74例，脳出血91例，全例とも同病院施設で5日/週の頻度で理学・作業療法を施行）について，発症時から5か月以後まで，Br. stageを用いて，経時的に運動麻痺の変化を評価した．その結果，発症時Br. stage Ⅰ-Ⅱから5か月後Br. stage Ⅴ-Ⅵに達した者はわずかで（上肢15％，手指18％，下肢33％），発症時Br. stage Ⅲ-Ⅳの患者では，90％以上が5か月後Br. stage Ⅴ-Ⅵに達し，上肢では，ほとんどが補助手以上の機能を獲得していた（図2，図3）．経過中，3か月以後もBr. stageの変化を認めた患者の割合は，上肢17.6％，手指12.1％，下肢18.2％で，性別・病因・病巣側・発症時Br. stageでの有意差はなく，65歳未満の患者のほうが有意に回復変化を認めた．以上より，多くの脳卒中患者の運動麻痺は3か月でプラトーに達するものの，患者の10％以上で3か月以後も回復を認め，特に若年発症例の長期的なリハビリテーション介入の必要性が示唆された．

上肢麻痺の訓練方法

脳卒中発症後の運動・ADL障害と上肢機能障害に対するリハビリテーション効果については，ガイドライン上，表5，表6のように示されている．脳卒中によ

上肢機能 (Br. stage)

Br. stage（3か月時）

Br. stage（発症時）	I	II	III	IV	V	VI	合計
I	0	25	6	2	0	0	33
II		38	25	5	3	0	71
III			1	2	6	7	16
IV					4	8	12
V					3	20	23
VI						10	10
合計	0	63	32	9	16	45	165

Br. stage（5か月時）

Br. stage（3か月時）	I	II	III	IV	V	VI
I	0	0	0	0	0	0
II		51	12	0	0	0
III			26	6	0	0
IV				5	4	0
V					9	7
VI						45

■ 17.6%（29/165）

Br. stage（5か月時）

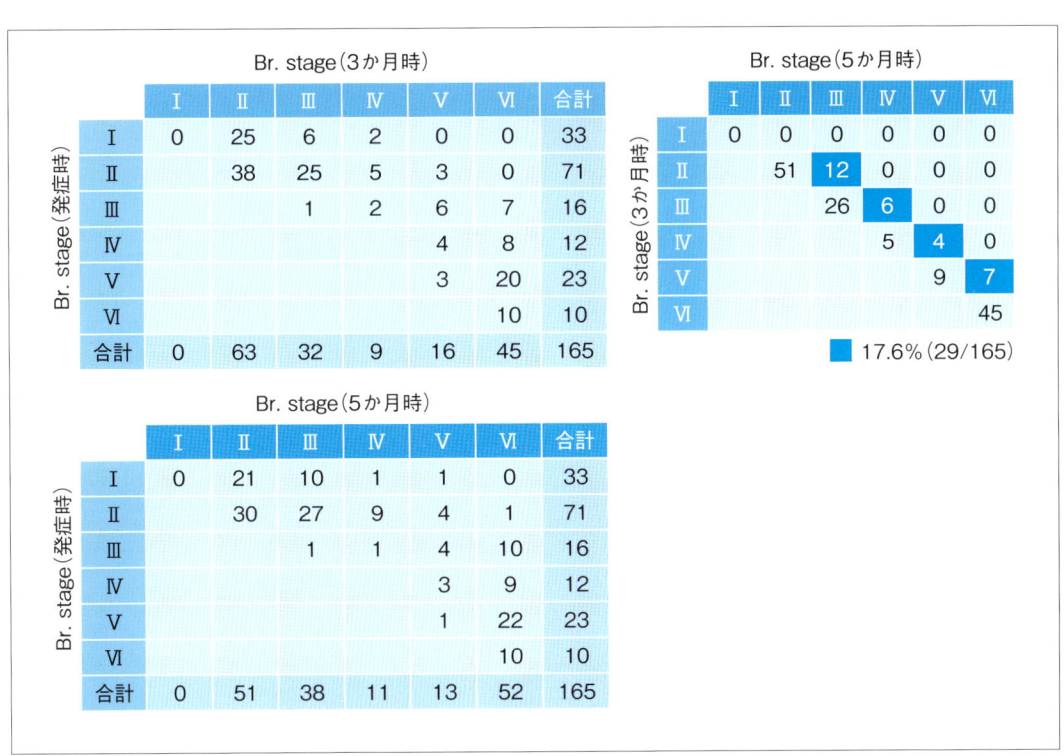

Br. stage（発症時）	I	II	III	IV	V	VI	合計
I	0	21	10	1	1	0	33
II		30	27	9	4	1	71
III			1	1	4	10	16
IV					3	9	12
V					1	22	23
VI						10	10
合計	0	51	38	11	13	52	165

図2　発症・3か月時・5か月時の上肢機能（Br. stage）の変化

手指機能 (Br. stage)

Br. stage（3か月時）

Br. stage（発症時）	I	II	III	IV	V	VI	合計
I	2	31	2	4	0	0	39
II		39	15	4	6	1	65
III			1	2	2	7	12
IV					4	7	11
V					3	24	27
VI						11	11
合計	2	70	18	10	15	50	165

Br. stage（5か月時）

Br. stage（3か月時）	I	II	III	IV	V	VI
I	1	1	0	0	0	0
II		61	9	0	0	0
III			14	3	1	0
IV				8	2	0
V					11	4
VI						50

■ 12.1%（20/165）

Br. stage（5か月時）

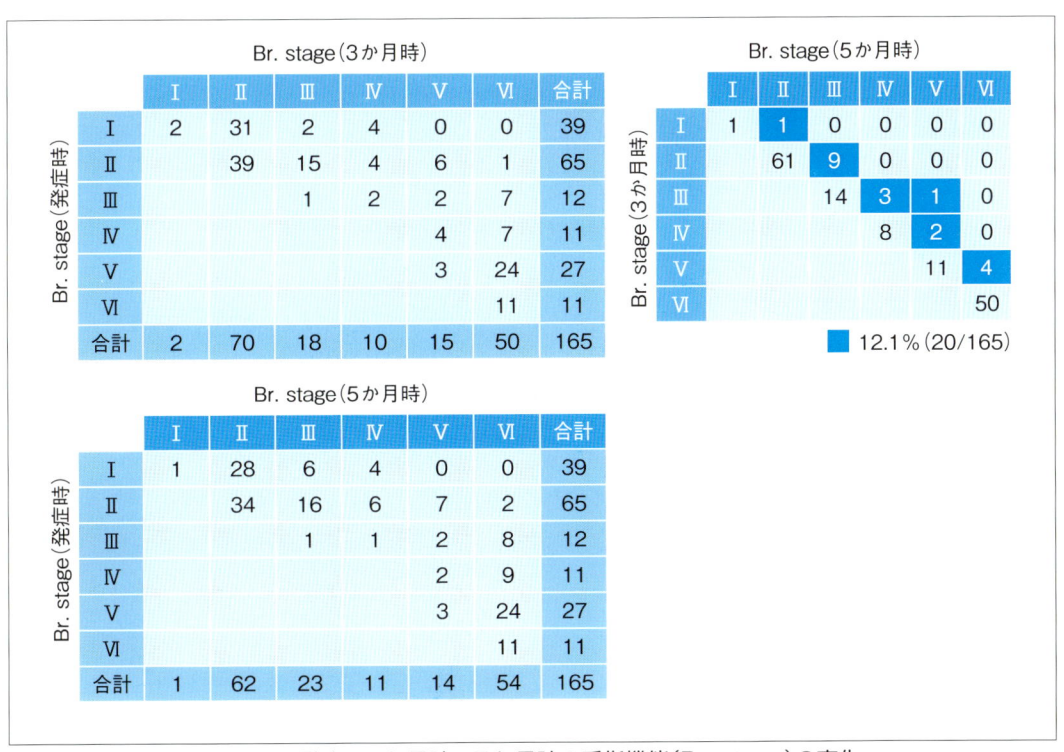

Br. stage（発症時）	I	II	III	IV	V	VI	合計
I	1	28	6	4	0	0	39
II		34	16	6	7	2	65
III			1	1	2	8	12
IV					2	9	11
V					3	24	27
VI						11	11
合計	1	62	23	11	14	54	165

図3　発症・3か月時・5か月時の手指機能（Br. stage）の変化

表5 運動障害・ADLに対するリハビリテーション（「脳卒中治療ガイドライン2009」より）

1. 脳卒中後遺症に対しては，機能障害および能力低下の回復を促進するために早期から，積極的にリハビリテーションを行うことが強く勧められる（グレードA）．
2. 発症後早期の患者では，より効果的な能力低下の回復を促すために，訓練量や頻度を増やすことが推奨される（グレードA）．
3. ファシリテーション（神経筋促通手技），[Bobath法，Neurodevelopmental exercise (Davis)，Proprioceptive neuromuscular facilitation (PNF)法，Brunnstrom法など]は，行っても良いが，伝統的なリハビリテーションより有効であるという科学的な根拠はない（グレードC1）．
4. 下肢麻痺筋に対する機能的電気刺激やペダリング運動は歩行能力の向上や，筋再教育に有効であり，通常のリハビリテーションに加えて行うことが勧められる（グレードB）．

表6 上肢機能障害に対するリハビリテーション（「脳卒中治療ガイドライン2009」より）

1. 麻痺側上肢に対し，特定の訓練（麻痺側上肢のリーチ運動，メトロノームに合わせた両上肢の繰り返し運動，目的志向型運動，イメージ訓練など）を積極的に繰り返し行うことが強く勧められる（グレードA）．
2. 麻痺が軽度の患者に対しては，適応を選べば，非麻痺側上肢を抑制し，生活の中で麻痺側上肢を強制使用させる治療法が勧められる（グレードB）．
3. 中等度の麻痺筋，特に手関節背屈筋の筋力増強には，電気刺激が勧められる（グレードB）．

る片麻痺を主とした機能障害およびそれに付随する能力低下のリハビリテーションでは，早期から十分な訓練量を確保しながら行うことで回復を促進できるため，積極的なリハビリテーション介入が勧められている（グレードA）．特に，脳卒中ユニットのような脳卒中専門のスタッフによる多角的介入，早期からの高密度介入は，死亡率や転帰，ADL自立度に有効であると，欧州を中心としたランダム化比較対照試験結果に示されている．また，リハビリテーション介入量については，複数のランダム化比較対照試験のメタ解析の結果，集中的なリハビリテーションや訓練量・頻度の増大が運動機能やADLの改善に効果的であることが示されている（グレードA）．日本リハビリテーション医学会の調査においても，一日当たりの訓練量の増加により，ADL改善効率が増大することが示されており，本邦では，回復期リハビリテーション病棟における毎日訓練，全日訓練や病棟訓練を導入することで高頻度・高強度のリハビリテーションを行う施設が増えてきている．

上肢麻痺に対するリハビリテーション訓練方法には，随意運動を促進させ，上肢近位の支持性の獲得と粗大運動，上肢遠位の手指協調性と巧緻性の改善を目指すにあたり，さまざまなアプローチ方法が存在する．ガイドライン上では，麻痺肢に対してBobath法，Neurodevelopmental exercise (Davis)，Proprioceptive neuro-muscular facilitation (PNF)法，Brunnstrom法などのいわゆるファシリテーション（神経筋促通手技）は行ってもよいが，筋力増強，関節可動域訓練，動作訓練を主体とする伝統的リハビリテーション訓練方法との比較で有意な治療

効果の差は認めていない（グレードC1）ため，手技にこだわる必要はないとしている．また，中等度以下の上肢麻痺に対しては，特定の訓練（麻痺側上肢のリーチ運動，メトロノームに合わせた両上肢の繰り返し運動，目的志向型運動，イメージ訓練など）を積極的に繰り返し行うことが強く勧められている（グレードA）．

近年，話題となっている非麻痺側上肢を抑制し，麻痺肢を強制使用させるconstraint-induced movement therapyは，手関節の自動運動が可能な程度あるいは手指の伸展が可能な程度の軽度上肢麻痺に対して効果的である（グレードB）としている．特に，急性期から慢性期においても改善効果が得られ，長期にわたってその効果が持続することが検証されているが，より効果的な介入時期や実施時間などについては，今後の検討課題となっている．さらに，中等度の上肢麻痺で，手関節の自動伸展運動がみられる場合，手関節背屈筋の筋力増強に電気刺激が勧められている（グレードB）．近年，上肢機能訓練装置（robotic therapy）が開発され，機能改善効果も得られるようになってきているが，効率的な運動学習方法に関する検証が不十分であり，いずれも研究段階で臨床での実用化には至っていない．また，経頭蓋反復磁気刺激（rTMS）による上肢機能の改善の報告（Ⅰb）や，経頭蓋直流電流刺激による上肢運動機能の改善（Ⅱb）が報告されているが，例数が少ないため，刺激条件，刺激部位等についてまだ確立されていない．

上肢麻痺の訓練を進めていくにあたって問題となるのは，よほど分離運動がよくないかぎり，日常生活の中での麻痺肢の使用は時間を要し，満足な動作ができないなど，患者にとって達成感を得ることがむずかしいため，時間の経過とともに使用頻度が低下することが挙げられる．特に，利き手が廃用手あるいは補助手にとどまることが予測された場合，リハビリテーションの現場で利き手交換や片手動作訓練による代償手段の獲得，残存能力の開発が勧められるため，上肢麻痺自体の機能訓練が軽視される傾向にある．現状の医療社会的背景上，早急なADL改善を重視する結果，麻痺肢の機能訓練不足，不使用状態による上肢機能低下を生じる可能性があることに留意する必要がある．

慢性期脳卒中患者に対する筋力，体力，歩行能力の維持・向上に向けて，リハビリテーションの継続的介入の適応を検討する必要がある（グレードB）とされているが，慢性期の上肢麻痺について限局した介入の仕方についての明確な指針はまだない．

最後に

　脳卒中上肢麻痺に対するリハビリテーションアプローチ方法は，これまで多くの報告がされているが，より効果的でスタンダードな方法のEBMが確立しているとはまだいえない．近年，脳損傷後の神経ネットワーク再構築や脳の可塑性について明らかにされつつあり，このような脳内の神経生理学的基盤に基づいたニューロリハビリテーションアプローチについてのEBMを構築していくことが今後の課題である．

〈参考文献〉
1) 宮野佐年，米本恭三：脳卒中（1）運動障害．J Clin Sci 32：515-522, 1996.
2) Hilde M. Feys, et al：Effect of a therapeutic intervention for the hemiplegic upper limb in the acute phase after stroke. Stroke 29：785-792, 1998.
3) 福井圀彦：脳卒中の機能回復．総合リハ 13：385-391, 1985.
4) 千野直一，安藤徳彦，他（編）：リハビリテーションMOOK2　脳卒中のリハビリテーション．金原出版, 2001.
5) 篠原幸人，小川彰，他（編）：脳卒中治療ガイドライン2009．協和企画, 2009.
6) Kwakkel G, van Peppen R, et al：Effects of augmented exercise therapy time after stroke：A metaanalysis. Stroke 35：2529-2539, 2004.
7) Hatakenaka M, Mihara M, et al：Defining optimal duration for poststroke rehabilitation. Neurorehabil Neural Repair 20：164, 2006.
8) Jorgensen HS, Nakayama H, et al：Stroke neurologic and functional recovery：The Copenhagen Stroke Study. Phys Med Rehabil Clin N Am 10：887-906, 1999.

第Ⅲ章 新たな治療手段TMSとは

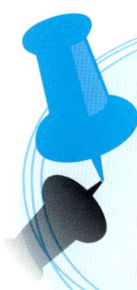

TMSによる刺激の原理

1) TMSが大脳皮質を刺激する原理

　直接的な電気刺激に代わる新たな大脳皮質の刺激法として，経頭蓋磁気刺激（transcranial magnetic stimulation，以下TMS）が人体に応用されたのは，1985年にLancet誌に掲載されたBarkerの報告が最初である[1]．Barkerは，円形コイルに電流を流すことで発生させた磁場を，経頭蓋的に大脳皮質に作用させることで，無痛性に手指の筋肉から誘発電位を記録した．

　TMSが大脳皮質を刺激する原理は，よく知られているFaradayの電磁誘導の法則によっている．図1に示すように，円形のコイル内を電流が流れることによって，コイル平面とは垂直方向に磁場（磁束）が生じ，これが軟部組織，頭蓋骨を通過して大脳皮質に到達する．ここで重要なことは，このような磁場が生ずるためには，コイルを流れる電流は一定（定常電流）ではなく，常にその電流速度が変化している必要があるということである．実際には，電流が急速に流されるほど，発生する磁場も大きくなる．大脳皮質に到達した磁場は，そこで磁場に垂直方向に，つまりコイル平面と（頭蓋骨と）並行な向きに渦電流を生じさせる．ここで生じる渦電流の向きは，コイルを流れる電流の向きとは逆になる．そして，この渦電流が大脳皮質の介在ニューロン（頭蓋骨に並行に走行している）に作用して，ついには大脳皮質から下行して脳幹，脊髄に至るニューロンに影響を及ぼ

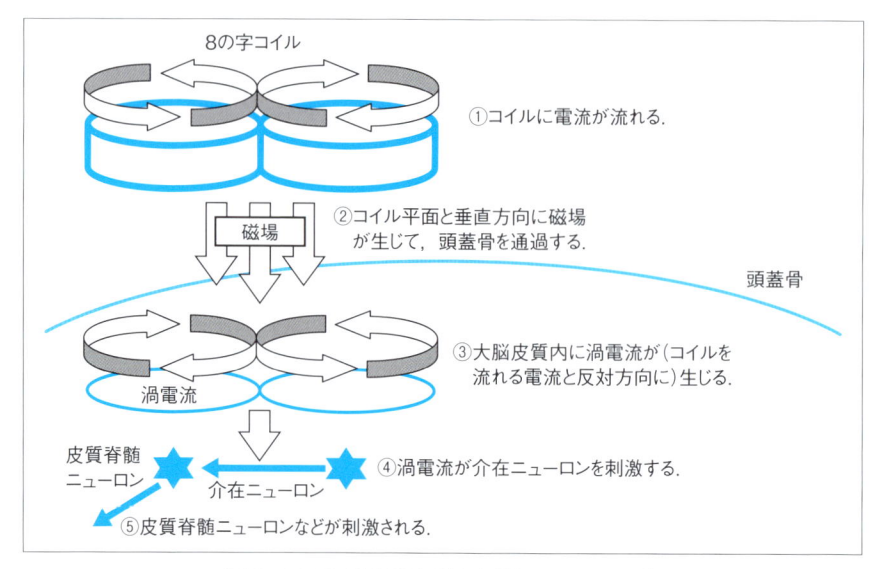

図1 TMSが大脳皮質を刺激するメカニズム
コイルを流れる電流が磁場を生じ，これがコイルの電流とは逆向きに流れる渦電流を発生させる．次いで，渦電流が介在ニューロンを刺激する．

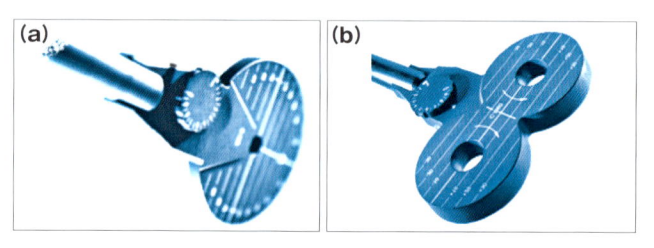

図2 円形コイル(a)と8の字コイル(b)
いずれもMagVenture社製．

すこととなる．つまり，TMSは，確かに「経頭蓋的に」磁気刺激を与える装置であるが，実際に神経細胞に影響を及ぼしているのは，生体内で生じた渦電流なのである．

　TMSによって作り出される磁気刺激波には，monophasic（単相性）とbiphasic（二相性）なものがある．両者間における最大の相違点は，刺激される神経細胞の量である．すなわち，コイルに流れる電流が双方向性となるbiphasicでは，より多くの神経細胞が刺激されることとなり，より広い範囲に刺激が及ぶこととなる．これより，検査としてMEP（motor evoked potential；運動誘発電位）を誘発する際などにはmonophasicのほうが適しているが，後述するように治療的に用いる場合は，大脳への影響が大きいbiphasicな刺激波のほうが都合がよいこととなる．

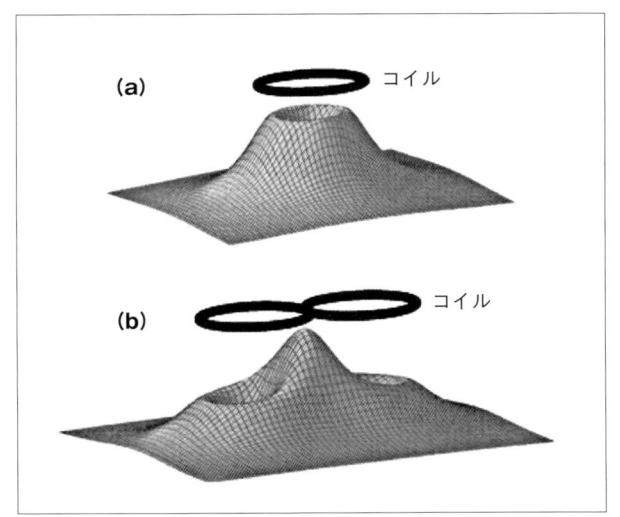

図3 円形コイルと8の字コイルによって発生する磁場の違い
刺激コイルによって生ずる磁場を模式的に示す(高さが高いほど、生じる磁場が大きいことを表す).
円形コイルでは**(a)**、円の中心部における磁場はほぼゼロとなる(図では窪みとして示される)のに対して、8の字コイルでは**(b)**、コイル中心部(2つの円の交点部分)における磁場が最大となっている(図では、頂きとして示される).

　TMSの刺激コイルには、図2に示すように、代表的なものとして円形コイルと8の字コイルとがある。図3にそれぞれのコイルが生じ得る磁場の分布を示すが、円形コイルの場合、コイルの輪の下で磁場が最大となる一方、コイルの中心の真下では磁場がゼロとなる。よって、大脳皮質の広い範囲に漠然とした刺激を行うのであればよいが、検査として用いるにしろ治療的に用いるにしろ、大脳皮質の狭い部位を局所的に刺激するのには、決して適してはいない。これに対して、8の字コイルでは、2つの円の交点部分において、磁気刺激によって生じた2つの渦電流が重なり合い、局所的に最も強い磁場が生じることになる。よって、この交点部分が標的とする大脳皮質領域と重なるようにして刺激を与えると、限局した部位を刺激することが可能となる。一般に、8の字コイルの空間分解能は5mm以内とされており、この交点部位では、それ以外の部位の数倍の磁力が生じるとされている。

　このようにTMSは、大脳皮質を、高い空間分解能をもって局所的に、しかも無痛性に刺激することができる画期的な機器として開発されたのである。

2) TMSが大脳に与える影響—刺激頻度によって効果が異なる

　Barkerが報告したように，当初は，TMSはむしろ誘発電位を測定することを主目的とした生理学的検査として用いられていた．しかしながら，その後になって，反復性TMS（repetitive TMS，以下rTMS）として，連続的にTMSを適用して刺激を行うと，大脳局所の機能変化が引き起こされることがわかってきたのである．

　rTMSの内容を決定するものとしては，刺激部位以外の他に，①刺激頻度（1秒間に何発刺激するか，ヘルツで表す），②刺激強度（慣習的にTMSの刺激強度は，運動閾値＝筋活動が誘発できる最小の強さ，の何％として相対的に表す），③刺激の持続時間（何発の刺激を与えるか）の3つの要素が挙げられるが，これらの中でも特に刺激頻度が重要である．なぜならば，刺激頻度によってrTMSが大脳に与える影響が大きく異なることが確認されてきたからである．一般に，5ヘルツ以上の場合を高頻度刺激と称し，逆に1ヘルツ以下の場合を低頻度刺激と称するが，結論を述べると，高頻度刺激は刺激部位の局所神経活動を亢進させるのに対して，低頻度刺激は逆に刺激部位の局所神経活動を抑制することが明らかになった．

　高頻度刺激が大脳の局所神経活動を亢進させる報告として，Pascual-Leoneら[2]は，運動閾値の150％の強度の刺激を，20ヘルツの頻度で10発（持続時間にして0.5秒間）大脳運動野に与えたところ，同じ強さの運動野刺激によって誘発されるMEPの振幅が約3分間にわたって増加したと述べた（同じ強さの刺激であってもMEPの振幅が大きくなった場合，大脳皮質運動野の活動性が亢進していると解釈される）．同様に，Wuら[3]は，運動閾値の120％の強さの刺激を15ヘルツで30発（持続時間は2秒間）与えたところ，90秒の間，誘発されるMEPの振幅が大きくなったと報告した．また，運動閾値下の刺激を用いた報告としては，Maedaら[4]が，運動閾値の90％の強さの刺激を20ヘルツで240発（持続時間は12秒間）与えたところ，MEPの増幅が2分間確認されたとし，運動閾値下の刺激を用いるのであれば，大脳の活動性に変化を与えるためにはより長い時間にわたり刺激をする必要があると述べている．

　一方，低頻度刺激が局所大脳神経活動を抑制させる報告としては，Chenらによるもの，Maedaらによるものなどがよく知られている．Chenらによると，運動閾値の115％の強さで0.9ヘルツの低頻度刺激を一次運動野に15分間（刺激の数は810発）適用したところ，適用終了後15分間以上にわたり，刺激側の運動閾値が上昇し（すなわち，同じ強さの刺激に対して反応が出現しにくくなる），誘発されるMEPの電位が小さくなったとのことであった[5]．Maedaら[6]は，運動閾

値の90％の強さで1ヘルツの低頻度刺激を一側の一次運動野に240発（持続時間は6分間）与えたところ，その後のおよそ2分間にわたりMEPの減弱が確認されたと報告した．このように，同じ"大脳皮質を刺激する"のであっても，5ヘルツ以上の高頻度刺激であれば局所神経活動を促進するのに対し，1ヘルツ以下の低頻度刺激であればまったく逆に局所神経活動を抑制させるのである．

それでは，このようなrTMSの性質を用いて，rTMSを脳卒中後患者の治療手段として応用していくためには，どのようにrTMSを適用すればよいのであろうか？ rTMSによって引き起こされる大脳の機能変化を治療へと結び付けていくには，どのようなアプローチ手段を取ればよいのであろうか？

3）低頻度rTMSによって大脳半球間抑制を減弱させる

ここで一つ，理解しておくべきものとして大脳半球間抑制というものがある．これは，TMSを用いたFerbertらの研究結果に基づいて考え出された概念である．Ferbertら[7]は健常成人を対象とした実験で，「一側大脳の運動野に刺激を与えた直後に対側大脳の運動野を刺激すると，（対側大脳の刺激によって）誘発される手指筋の電位が低下する」ことを示した（最初に与えた刺激が，対側大脳の運動野を抑制した）．この結果から，成人の大脳においては脳梁を介して対側の大脳半球を抑制する大脳半球間抑制なるものが存在しており，この程度は健常成人では左右等しく，結果的に左右の両大脳半球は，お互いがお互いを同程度に抑制し合っているということを提唱した（interhemispheric rivalryと称される）．大脳半球間抑制の存在によって，健常成人であれば両大脳半球の神経活動はバランスよく左右同等に保たれているものと考えたのである．

それでは，もしもどちらかの大脳に脳卒中が発生したとすると，この両半球間の活動性のバランスはどうなるのであろうか？ たとえば，図4に示すように，右大脳に脳卒中病巣が発生したとする．すると，病巣出現によって，当然に右大脳の神経活動性は低下するが，これに伴って，右大脳から左大脳に至る半球間抑制も減弱してしまうのである．これにより左大脳は半球間抑制から解放されることとなり，その活動性を増して，むしろ過活動（overactivation）の状態となる．すると今度は，左半球から右半球に至る半球間抑制が増強されてしまい，結果的に右大脳には，発症前よりも強い半球間抑制がかかってしまい，さらに活動性が低下し，左右半球間の活動性のアンバランスが大きくなってしまうのである．詳細は別項（第Ⅳ章3 脳卒中における障害機能の回復メカニズム）で記すが，大脳に病巣が出現して運動障害が出現した場合，運動機能の回復に最も強く関与する

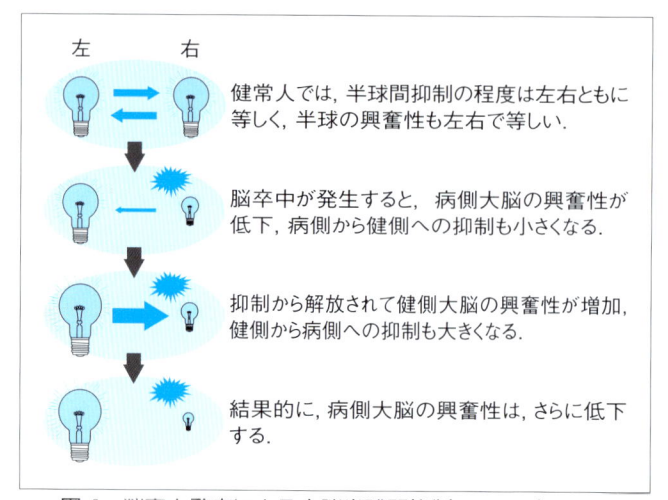

図4 脳卒中発症による大脳半球間抑制のアンバランス
脳卒中の発生によって病側大脳から健側大脳への半球間抑制は減弱，これによって健側大脳が過活動となり，結果的に健側大脳から病側大脳への半球間抑制は大きくなる．

部位は（すなわち運動機能を代償する部位），病巣の周囲組織であることが動物実験などで確かめられている．したがって，右大脳に病巣が出現した場合は，左大脳から右大脳に至る半球間抑制が増強されるため，二次的に，「今後の機能回復を担う病巣周囲の神経活動」も抑制されてしまうことになる．機能代償部位の神経活動が抑制されることは，機能回復の点からは，当然好ましいことではなく，結果的に機能代償部位を含む病巣側大脳は，①病巣発生と，②対側からの半球間抑制増強という「ダブル・パンチ」を見舞われることとなり，強くその神経活動が抑制されてしまうのである．

では，逆に考えると，非障害側大脳から障害側大脳（前述のケースでは，左大脳から右大脳）に至る増強された半球間抑制をなんらかの介入手段によって減弱させることができれば，障害側大脳にかかっていた過剰な半球間抑制が減弱され，病巣周囲が抑制から解放されて，機能回復につながるのではないだろうか，と推測されるわけである．たとえば，前述したように，局所神経活動を抑制する作用をもつ低頻度rTMSを非障害側大脳に適用すれば，結果的に機能代償部位の活動を促進させることができるのではないかと期待されるわけである．

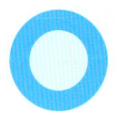

4）治療手段としてのrTMS—直接的アプローチと間接的アプローチ

前項で述べた刺激頻度によって大脳に対する作用が異なるというrTMSの特徴，

TMSによる刺激の原理

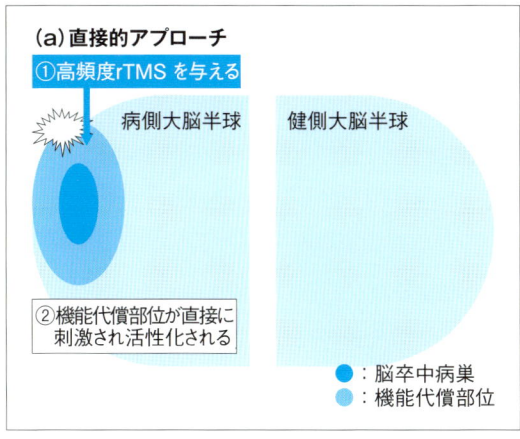

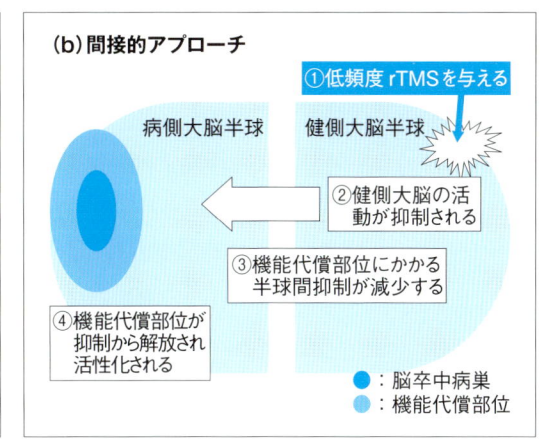

図5 rTMSの2つのアプローチ

(a) **直接的アプローチ**
- ①高頻度rTMSを与える
- 病側大脳半球／健側大脳半球
- ②機能代償部位が直接に刺激され活性化される
- ●：脳卒中病巣
- ●：機能代償部位

(b) **間接的アプローチ**
- ①低頻度rTMSを与える
- 病側大脳半球／健側大脳半球
- ②健側大脳の活動が抑制される
- ③機能代償部位にかかる半球間抑制が減少する
- ④機能代償部位が抑制から解放され活性化される
- ●：脳卒中病巣
- ●：機能代償部位

(a) 直接的アプローチ：高頻度刺激を，機能代償部位に直接適用することで，機能代償部位の活性化が期待される．
(b) 間接的アプローチ：低頻度刺激で健側大脳の活動性を低下させ，健側大脳から病側大脳にかかる半球間抑制を減弱させることで，機能代償部位を抑制から解放させて活性化する．

　脳卒中発症時における大脳半球間の活動性のアンバランスを考えた場合，rTMSを脳卒中後上肢麻痺に対する治療手段として用いるためには，いかなる応用方法が考えられるのか，ここでまとめることとする．

　rTMSを治療的介入として用いる場合，最も目指すべきことは「機能代償部位の賦活」である．すなわち，rTMSを適用することによって，障害された大脳機能を補う部位（機能代償部位）の神経活動を亢進させることを目指すわけである．運動障害の場合は損傷部位の周囲組織が，その機能代償を担う主たる部位であるという大前提のもとで考えると，現時点では，結論として2つのアプローチ方法が考案されるに至っている．一つは，機能代償部位を含む障害側大脳半球に直接的に，神経活動を亢進させる作用をもつ高頻度rMTSを適用するという方法，そしてもう一つは，機能代償部位にかかる大脳半球間抑制を減弱させるように非障害側大脳半球に低頻度rTMSを適用するという方法である．私たちは，前者を直接的アプローチ，後者を間接的アプローチと称することにしている．これら2つのアプローチの機序を，**図5**に模式的に示す．間接的アプローチでは，低頻度rTMSで健側大脳の神経活動を抑制することで，病側大脳にかかる半球間抑制を減弱させることを目指すこととなるのである．実際にいずれのアプローチについてもすでに脳卒中患者に試みられており，その有効性を示す研究結果が報告されている．

　直接的アプローチについては，Kimら[8]の報告とKhedrらの報告がよく知られている．Kimらは発症後3か月以上が経過した脳卒中患者15人に対して，クロス

オーバー試験として高頻度rTMSとsham刺激の両者を各人に与えた．高頻度rTMSとしては，10ヘルツでの2秒間の刺激（20発の刺激）を1分ごとに8回くり返すというものとした．結果として，sham刺激時と比較して高頻度rTMS施行時において，より速く正確な指の動きが誘起された．しかしながら，その効果は1週間は持続しなかったと報告されている．Khedrら[9]は，急性期脳卒中患者52人を高頻度刺激施行群と非施行群とに二分，障害側大脳運動野への3ヘルツの高頻度刺激を連日で行うことの効果を両群間で比較したところ，高頻度刺激を10日間行った時点では，非刺激群と比べて高頻度刺激群で各種評価スケールにおける点数が良好となっていたと報告した．しかしながら，この比較検討においては，rTMS適用を終えてからの長期的効果については検討されていない．

一方，脳卒中後上肢麻痺に対する間接的アプローチの有用性を検討した報告としては，主なものとして以下に挙げる3つのものがある．Takeuchiら[10]は，上肢麻痺を呈する慢性期脳卒中患者20人をrTMS治療群とプラセボ治療群（sham刺激群）とに二分しての比較検討を行っている．結果として，非障害側大脳の運動野に1ヘルツの低頻度刺激を25分間適用されたrTMS治療群においては，sham刺激群と比べて，麻痺側手指による把持動作の改善が優位に顕著となっていた．しかしながら，この改善効果は30分以下しか持続しなかったと報告されている．Mansurらは，10人の脳卒中患者に対して，非障害側運動野への1ヘルツ低頻度刺激，非障害側運動前野への低頻度刺激，非障害側へのsham刺激といったそれぞれ10分間の3つの介入を試みて，その効果を比較した[11]．結果として，非障害側運動野へ低頻度刺激を与えたときに麻痺側上肢の反応時間は最も改善していたが，Mansurらの患者においてもTakeuchiらが報告したようにその改善効果の持続は決して長くはなく，1時間以上は効果が続かなかったとのことである．

また，Fregniら[12]は，慢性期脳卒中患者15人を低頻度rTMS刺激群とsham刺激群とに二分して，5日間連続してこれらの刺激を両群に介入させた．低頻度rTMS群は，非障害側運動野への1ヘルツの低頻度rTMSを毎日20分間（1200発）施行された．5日間の連日刺激が終了した時点において，低頻度rTMS刺激群では，sham刺激群と比して，反応時間やペグボード試験などのいくつかの手指運動課題において，有意にスコアが高値となっていた．そして，Takeuchiら，Mansurらの報告との大きな相違点として，治療終了後2週間の時点においても，改善された上肢機能は維持されていたのである．つまり，1回の介入ではなく，連日で何度か介入をくり返すことで，その効果が強固なものになる可能性を示したわけである．

また，これら3つの報告に共通する特筆すべき所見として，いずれの患者にも痙攣などの全身的副作用は出現しておらず，TMS非適用側上肢（非麻痺側上肢）

の運動機能の悪化も認めていないということが挙げられる．神経活動を抑制する低頻度rTMSが適用されても，その大脳半球が本来もつ機能を妨げられることはなかったということは，非常に重要な所見である．

脳卒中患者ではなく，16人の健常成人ボランティアを対象としたKobayashiら[13]の報告では，一側大脳の運動野に1ヘルツの低頻度rTMSを10分間適用したところ，rTMSを適用したのと同側の上肢示指によるキーボード課題の遂行時間が短縮したとのことであった．同時に，rTMS非適用側の上肢運動機能にも特に悪影響はなかったと述べている．この研究結果は，たとえ病的なoveractivationが生じていない状態であっても，一側大脳に低頻度rTMSを適用すれば，非刺激側の神経活動の上昇が，副作用なくもたらされることを示していると解釈される．たとえばShimizuら[14]は，生じる病巣の広がりによって健側大脳に生ずるoveractivationの程度は異なると報告しているが，このKobayashiらの報告を重視すると，非障害側への低頻度rTMSの適用は，overactivationの有無・程度にかかわらず，病巣周囲へかかる半球間抑制を減弱させることによって（その程度には違いがあるかもしれないが），病側大脳に存在する機能代償部位の賦活をもたらし，機能改善をもたらすものと理解される．

このように，高頻度刺激を用いる直接的アプローチについても，低頻度刺激を用いる間接的アプローチについても，有効性を示す報告はすでに存在しているのであるが，直接的アプローチと間接的アプローチのいずれが，より強い機能代償部位の賦活化作用をもつかは，比較試験が行われておらず明らかになっていない．しかしながら，あえて私たちは，2つの理由から直接的アプローチよりも間接的アプローチのほうが有益なのではないかと考えている．

まず第1に，非障害側大脳への低頻度刺激によって生じる大脳半球間抑制の減少は，脳梁を経て放射状に広がる神経線維の解剖学的性質を考えると，障害側大脳の広い範囲に影響を及ぼすことができると思われるが，高頻度刺激の場合は，非常に限局した部位にしか影響が及ばないのではないかという推測である．つまり，非障害側大脳に低頻度刺激を適用したほうが，機能回復を担うとされる病巣周囲組織に，より広範に働きかけることができるのではないかという考えである．

第2に，痙攣発生の危険性の違いである．いずれのアプローチも病巣周囲組織を活性化するのには違いがないのであるが，一般的に低頻度rTMSと比して高頻度rTMSでは痙攣発生の可能性が高いと考えられているのが現状である．

現在のところ，このような脳卒中後患者に対するrTMSの治療的適用については，いまだ一部の施設で行われているに過ぎず，決して広く試みられているものではない．しかしながら，これらの報告をみると，rTMSは臨床的に積極的に用いられるべき新たな介入手段の一つとなり得ることは間違いないものと思われる．

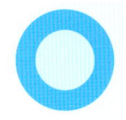

5) rTMSの安全性

　治療的介入としてrTMSを臨床的に導入する場合，その安全性は当然に確保されるべきものである．rTMSの副作用に関しては，すでに本邦でも全国調査がくり返し行われているが，今までのところ命にかかわるような重篤な副作用の報告はないようである．したがってrTMSは，基本的には安全に行える介入手段であると思われるが，痙攣発生の危険性については十分な留意が必要である．Wassermannのガイドラインにおいては，「rTMSチーム」という項と「てんかんの医学的管理」という項で，rTMSの施行中とその直後は医師が十分に患者を観察すること，rTMS施行室内には痙攣の治療ができるスペースが確保されていること，痙攣発生時の援助を呼ぶ手段が確立されていることなどがrTMS施行の条件として挙げられている[14]．低頻度rTMSは，むしろその神経活動抑制効果から痙攣発生に対して予防的に働くという意見もあるが，痙攣のフォーカスとなり得る脳卒中病巣を活性化する可能性もあるため，危険性はゼロではないと思われる．

　そのほか，Wassermann[15]のガイドラインでは，rTMSの絶対的禁忌として①頭蓋中の金属，心臓内カテーテルなどが，相対的禁忌として①妊娠，②乳幼児，③心臓病，④心臓ペースメーカー，⑤投薬ポンプ，⑥てんかんの家系などが挙げられている．

〈引用文献〉
1) Barker AT：The history and basic principles of magnetic nerve stimulation. Electroencephalogr Clin Neurophysiol Suppl　51：3-21, 1999.
2) Pascual-Leone A, Valls-Sole J, et al：Responses to rapid-rate transcranial magnetic stimulation of the human motor cortex. Brain　117：847-858, 1994.
3) Wu T, Sommer M, et al：Lasting influence of repetitive transcranial magnetic stimulation on intracortical excitability in human subjects. Neurosci Lett　287：37-40, 2000.
4) Maeda F, Keenan JP, et al：Interindividual variability of the modulatory effects of repetitive transcranial magnetic stimulation on cortical excitability. Exp Brain Res　133：425-430, 2000.
5) Chen R, Classen J, et al：Depression of motor cortex excitability by low-frequency transcranial magnetic stimulation. Neurology　48：1398-1403, 1997.
6) Maeda F, Keenan JP, et al：Modulation of corticospinal excitability by repetitive transcranial magnetic stimulation. Clin Neurophysiol　111：800-805, 2000.
7) Ferbert A, Priori A, et al：Interhemispheric inhibition of the human motor cortex. J Physiol　453：525-546, 1992.
8) Kim YH, You SH, et al：Repetitive transcranial magnetic stimulation-induced corticomotor excitability and associated motor skill acquisition in chronic stroke. Stroke　37：1471-1476, 2006.
9) Khedr EM, Ahmed MA, et al：Therapeutic trial of repetitive transcranial magnetic stimulation after acute ischemic stroke. Neurology　65：466-468, 2005.
10) Takeuchi N, Chuma T, et al：Repetitive transcranial magnetic stimulation of contralesional primary motor cortex improves hand function after stroke. Stroke　36：2681-2686, 2005.
11) Mansur CG, Fregni F, et al：A sham stimulation-controlled trial of rTMS of the unaffected hemisphere in stroke patients. Neurology　64：1802-1804, 2005.

12) Fregni F, Boggio PS, et al : A sham-controlled trial of a 5-day course of repetitive transcranial magnetic stimulation of the unaffected hemisphere in stroke patients. Stroke 37 : 2115-2122, 2006.
13) Kobayashi M, Hutchinson S, et al : Repetitive TMS of the motor cortex improves ipsilateral sequential simple finger movements. Neurology 62 : 91-98, 2004.
14) Shimizu T, Hosaki A, et al : Motor cortical disinhibition in the unaffected hemisphere after unilateral cortical stroke. Brain 125 : 1896-1907, 2002.
15) Wassermann EM : Risk and safety of repetitive transcranial magnetic stimulation : Report and suggested guidelines from the international workshop on the safety of repetitive transcranial magnetic stimulation, June 5-7, 1996. Electroencephalogr Clin Neurophysiol 108 : 1-16, 1998.

第Ⅳ章 慈恵医大方式 rTMS＋集中的作業療法（NEURO）の考え方

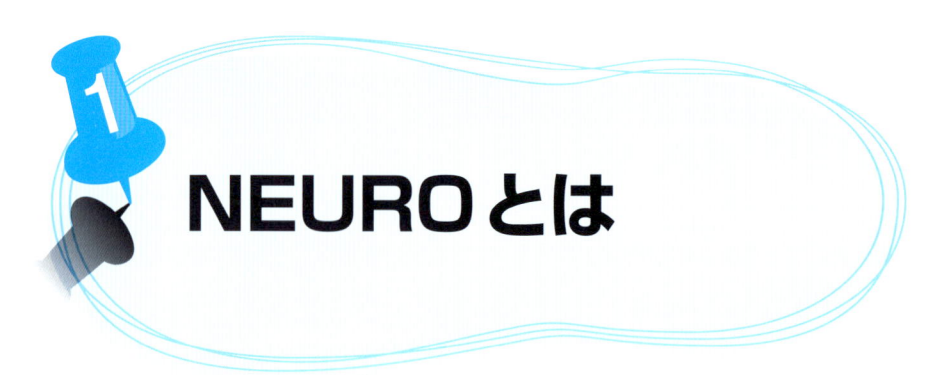

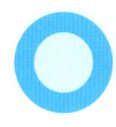

1 NEUROとは

1）独自の治療戦略—NEUROの考案

　脳卒中の予防手段や急性期治療の進歩にもかかわらず，いまだ少なからずの人が，脳卒中後の上肢麻痺に悩まされ苦しんでいるのが，本邦のみならず世界の現状である．私たち東京慈恵会医科大学リハビリテーション科においても，作業療法を施されてはいるのだが，満足のいかない回復状態でとどまっている上肢麻痺患者が少なからず見受けられている．そんな中，反復性経頭蓋磁気刺激（repetitive transcranial magnetic stimulation；rTMS）が脳卒中後上肢麻痺に対する新たな治療手段となり得る可能性が相次いで報告された．そこで，脳卒中後上肢麻痺の患者に対する積極的な治療を模索していた私たちは，前述したように，より広く機能代償部位に影響を及ぼせる可能性，痙攣誘発の低い危険性という2つの理由から，高頻度rTMSではなく低頻度rTMSをいち早く臨床的に導入することを決心したのである．

　しかしながら，私たちは，「機能回復をもたらすためには，（いつの時代にも）患者自らによる能動的な大脳への働きかけが必要不可欠である」との考えをもっており，低頻度rTMSの適用のみで上肢機能の改善が得られたという報告を否定するわけではないのだが，ただ低頻度rTMSを適用するのみでは，確固たる治療効果が得られない可能性を危惧した．また，低頻度rTMSに関する過去の報告で

は，その効果の持続が問題となっており，決して長期的な効果は保証されていなかった．治療として低頻度rTMSを用いるのであれば，長期的にその効果が持続することが望まれるのは当然で，低頻度rTMSの適用終了に伴って上肢麻痺も元に戻ってしまうのであれば，なんの意味もなさないのである．これらより，私たちは，低頻度rTMSによって得られる効果を最大限に引き出して，それを失してしまわないようにするために，低頻度rTMSと同時に能動的な訓練としての集中的作業療法を導入する（併用する）こととした．脳卒中後にみられる上肢麻痺などの運動障害が回復する際には，（障害側大脳における）損傷部位の周囲組織が中核となってその機能代償を担うとされているが，実際に低頻度rTMSもCI療法に代表される集中的作業療法のいずれもが，損傷周囲組織の活性化をもたらすことで機能を改善させる治療法と考えられている．よって，pre-conditioningとして低頻度rTMSを適用することによって，脳の可塑性を高めたうえで（脳をリハビリテーションに反応しやすい状態としたうえで），能動的な訓練としての集中的作業療法を導入すれば，確固たる機能的再構築が障害側大脳内の広い範囲に生じて，上肢機能の改善が顕著に，そして長期的にもたらされるのではないかと期待したのである．

　また一方，作業療法士の立場からも現状として，脳卒中後上肢麻痺患者に対して従来のCI療法を行うことの困難さが報告されるようになってきていた．長時間にわたる健側上肢拘束や個別訓練を課すことは患者にとって非常に負担であると同時に，これらの治療を提供する作業療法士のいわゆるマンパワー不足も問題となっていた（不足していた）のである．結果的に，CI療法の効果はすでに証明されてはいたものの，本邦においてはこれを適切に提供できる施設は限られているのが実情である．そこで，rTMSを併用することによって，従来のものより患者およびスタッフへの負担が小さい集中的作業療法プログラムであっても，上肢麻痺の改善を引き出せることができるのではないかという期待も生まれるに至った．

　そして，私たちは本学の倫理委員会で承認を受けた後の2008年4月に，脳卒中後上肢麻痺に対する低頻度rTMSと集中的作業療法の併用療法のプロジェクトを，「NovEl Intervention Using Repetitive TMS and Intensive Occupational Therapy = NEURO」と名付けた臨床研究として開始した．当初は，6日間の治療プロトコールをNEURO-6として介入させたが，これの結果として低頻度rTMSと集中的作業療法の併用療法のsafety（安全性．いかなる副作用の発生もなかった），feasibility（実現性．すべての患者が治療プロトコールを最後まで完遂した），efficacy（有効性．すべての患者で麻痺側上肢運動機能の改善がみられた）が確認された[1]．この結果を受けて，2009年からは，15日間のプロトコールNEURO-15を脳卒中後上肢麻痺患者に対して積極的に行うに至っている．

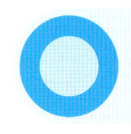

2）NEUROの適応基準

　それでは，いかなる患者に対して，NEUROを行うのがよいのであろうか？私たちは，従来から提唱されているCI療法の適応基準や，ガイドラインとして発表されているrTMSの禁忌事項・注意事項などを参考としたうえで，NEUROの適応基準を**表1**のごとくとした．

　上肢麻痺の状態に関するものとして掲げた適応基準1および2は，「従来の作業療法を長期的に介入させたにもかかわらず上肢麻痺が残存しているものの，私たちが考案した集中的作業療法が十分に行えるレベル（たとえば，手指がほとんど動かない場合は，集中的作業療法がまったく行えない）の運動機能は保たれている患者」を選択するために設けた．また，従来からのCI療法では手指の伸展ができることを適応基準として含めていることが多いが，私たちは，それよりはやや重症であっても（たとえ伸展ができなくとも，手指の屈曲ができれば）適応に含めることとした．

　適応基準3については，NEUROにおいては低頻度rTMSを大脳半球間抑制のアンバランスを修正するために適用することで治療効果をねらうため，左右いずれかの大脳にはまったく障害がないということが望まれることとなる．適応基準4はrTMSの最も危惧される副作用である痙攣に関するもので，非常に重要である．低頻度rTMSは，それのもつ局所的神経活動抑制の性質から，むしろ痙攣の

表1　NEUROの適応基準（2009年4月現在）

1. 脳卒中（脳内出血・脳梗塞）発症後すでに約1年以上が経過しているが，手指のBr. stage Ⅲ～Ⅴレベルの上肢麻痺が残存している．
2. 発症後早期から従来の作業療法を施行されてきたが，その機能回復がプラトーに達したと判断されている．
3. 脳卒中病巣が片側に限局している（両側性病変でない）．
4. 脳卒中発症後に痙攣の既往がなく，脳波検査においててんかん波の出現を認めない．
5. Wassermannのガイドラインに示された禁忌項目（頭蓋中の金属，心臓内カテーテル，心臓ペースメーカー，妊娠など）が存在しない．
6. 明らかな認知機能障害がない．
7. リハビリテーションに対する高い意欲（モチベーション）が維持されている．
8. NEUROの理論・内容を十分に理解し，その施行に同意している．
9. 上肢が関与しないADLが自立している．

発生を抑えるとの報告もあるが[2]，いかなる刺激内容であってもTMSを適用する場合には痙攣発生の危険性には十分に配慮すべきと思われる．患者の病歴を確認するとともに頭部CTもしくはMRIで病巣部位を診断し，結果として痙攣の既往がなく，病巣部位も皮質を含まない症例などでは，痙攣の危険性はきわめて低くそれ以上の検査を行う必要はないが，痙攣の既往がある場合，前医から抗痙攣剤を処方されている場合，画像上病巣が皮質に及んでいる場合などでは脳波検査を行うことが望ましい．そして，脳波所見として（徐波の出現は重視する必要がないかと思われるが）いわゆるてんかん波の存在が確認された患者はNEUROの対象から除外するべきであろう．

　適応基準5はいかなる刺激内容（頻度，強さなど）であれrTMSを施行するときには遵守されるべき項目として広く知られている[3]．患者の頭蓋内に金属が挿入されている場合では，磁気刺激によって金属が加熱される危険がある．これらの禁忌項目は，患者からの病歴聴取，問診によって間違いなく確認されるべきである．

　適応基準6，7，8は，いかなるリハビリテーションの場においても重要なことであるが，NEUROでは，特に治療プログラムに含まれる自主トレーニングの効果を上げたいとの思いからこの項目を加えた．われわれは，「リハビリテーションの内容・必要性を十分に理解したうえでの，患者自身の能動的な取り組み・働きかけ」がリハビリテーションの成功には欠かせざるものであると考えている．よって，スタッフが「尻を叩かずして」自主的に訓練に取り組める意欲をもっていることを重要な適応基準の一つとした．認知機能については，MMSE（mini mental state examination）で満点（30点）もしくはそれに準じる得点が得られることを条件とした．また，NEUROの参加に同意をいただいた場合には，rTMSの現在の位置づけ（治療行為として認められていない）から，各施設の倫理委員会で承認されている同意書を必ず記入いただくようにするべきである．

　適応基準9を挙げたのは，NEUROによってたとえ上肢機能が回復しても，さらに介助を要する患者が生じてしまうことを避けたいとの考えからである．なお，感覚障害や痙縮の有無とその程度に関する基準は，あえて設定していない．

　ただし，ここで強調したいことは，ここで挙げた適応基準はあくまでも「現時点（2009年4月のNEURO-15開始時）における暫定的なものである」ということである．たとえば，この基準ではNEUROの効果をより明らかに示したいとの感もあったため「発症してから長期的に従来の作業療法を行ってきたが上肢麻痺が残存，その回復がプラトーに達している患者」を対象としているが，急性期症例を含めて発症後より早い時期にある症例へのNEURO介入という試みは，ぜひ試されるべきものである．また，手指のBr. stageがⅡ以下といったより重篤な

上肢麻痺患者に対するNEUROの効果も，試されていないだけで否定はされていないのである．私たちは脳卒中後上肢麻痺に対する新たな治療手段としてNEUROを考案したが，やみくもに本治療を行っていくことは賢明ではなく，適切な症例の選択があってこそNEUROの有益効果を最大限に発揮させることができると考えている．たとえば，上肢麻痺の重症度に関して適応を広げれば広げるほど，より多くの脳卒中患者の福音になるかもしれないが，NEUROが及ばない（NEUROが「効かない」）患者が含まれてしまう可能性も大きくなる．逆に，適応基準を厳しくすると，本来であればNEUROが「効くはずだった」患者が対象から除かれてしまう危険性が生じる．よって，ここに記した基準は，今後さらに症例を積み重ね，その結果を確認しながら，随時に変更されていくべきであろう．

3) NEUROを行うためのスタッフ・施設の体制

　NEUROを滞りなく患者に提供していくためには，スタッフ自身がこの治療プロトコールを熟知するとともに，治療に必要な設備を整えておく必要がある．NEUROも他のリハビリテーションと同じくチーム・アプローチとして患者に対峙していくこととなるが，主たるチーム構成員は，リハビリテーション科の医師と作業療法士である．当科では，このプロジェクトを開始する前に何度かの勉強会をもち，治療の考え方，アプローチ方法，訓練内容の決定方法，治療に際しての注意点をスタッフ各人が理解するように徹底的な指導・話し合いを行った．また，後に述べる評価手段については，患者シミュレーションを行うなどして，検者間の評価のばらつきが生じないように心がけた．NEUROが実際に開始されてからは，およそ毎週1度はスタッフ・カンファレンスを開き，各患者に対するリハビリテーション内容の再確認をするとともに，新たな問題点が生じた場合には迅速に皆で解決するようにしている．

　NEUROのための設備として当科では，低頻度rTMSを施行する部屋，個別作業療法を行う部屋，自主トレーニングを行う部屋を別々に用意している．rTMSを施行する部屋（図1）は，患者が平穏に刺激を受けられるように他の患者とは完全に隔離してあり，特に夏場において刺激コイルの温度上昇を防ぐために，エアコンで室温を随時にコントロールできるようにしてある．実際に，室温が低いほど（もちろん，患者は多少の肌寒い感じを覚えるかもしれないが）刺激コイルの表面温度が上昇しにくいとの印象がある．コイルの温度が上昇したときは，氷もしくはアイスノン（商品名）による冷却を行うので，これらを保存する冷凍庫が近くにあると非常に便利である．また，rTMSは臥位もしくは座位で適用する

図1　磁気刺激治療室

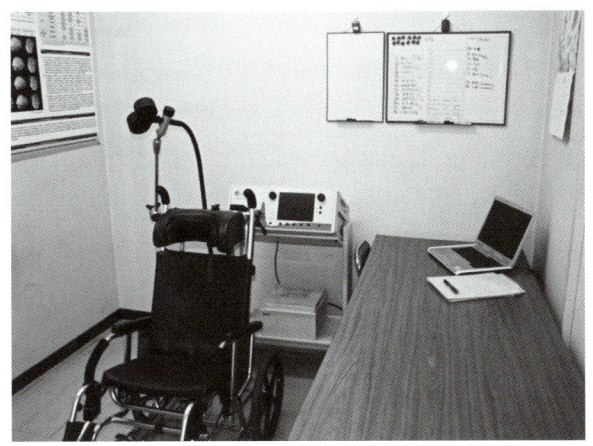

こととなるので，ベッドか背もたれの付いた椅子を備え付ける必要がある．

　個別作業療法の部屋以外に自主トレーニングのための部屋を用意しているが，自主トレーニングは個別作業療法の部屋の一角を利用するという方法でもまったく差し支えないと思われる．ただし，他の作業療法の患者とは受ける訓練の内容，訓練時間が異なる場合が多いので，同室内でも他の患者とは異なる場所で訓練を行うほうが望ましい（カーテンで仕切るなど）．なお，脳卒中後上肢麻痺患者の大部分は歩行機能も正常でないことが多いので，これら各部屋は距離的にあまり離れていないほうがよいことはいうまでもない．

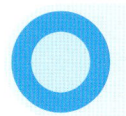

4）NEUROの治療スケジュール

　当科の入院下における治療プロトコールNEUROに含まれるものは，①健側大脳運動野への低頻度rTMS（1セッション20分間），②集中的作業療法としての個別作業療法（1セッション60分間），③自主トレーニング（1セッション60分間），④治療前後の評価である．前述のように，プロジェクト開始当初は，月曜日に入院して土曜日に退院するという6日間プロトコールをNEURO-6と名付けパイロット研究として行っていたが，現在では，特に入院期間の制限がない患者に対しては，NEURO-15として15日間プロトコールを介入させている．**図2**に当科における実際のNEURO-15の治療スケジュールを示すが，ここでは毎日（日曜日は除く）低頻度rTMS，個別作業療法，自主トレーニングからなる併用治療が1もしくは2セッション行われ，15日間の入院で計22の併用治療セッションが行われることになる．

第Ⅳ章 慈恵医大方式 rTMS＋集中的作業療法（NEURO）の考え方

入院病日	1日目	2日目	3日目	4日目	5〜10日目	11日目	12〜13日目	14日目	15日目
曜日	木	金	土	日	月〜土	日	月〜火	水	木
午前	入院	治療前評価	低頻度rTMS（9:00〜9:20） 個別作業療法（9:30〜10:30） 自主トレーニング（10:30〜11:30）	rTMS・訓練はなし	低頻度rTMS（9:00〜9:20） 個別作業療法（9:30〜10:30） 自主トレーニング（10:30〜11:30）	rTMS・訓練はなし	低頻度rTMS（9:00〜9:20） 個別作業療法（9:30〜10:30） 自主トレーニング（10:30〜11:30）	退院時指導	退院
午後	入院時検査・治療内容説明・試験刺激など		低頻度rTMS（13:00〜13:20） 個別作業療法（13:30〜14:30） 自主トレーニング（14:30〜15:30）		低頻度rTMS（13:00〜13:20） 個別作業療法（13:30〜14:30） 自主トレーニング（14:30〜15:30）		低頻度rTMS（13:00〜13:20） 個別作業療法（13:30〜14:30） 自主トレーニング（14:30〜15:30）	治療後評価	

＃入院時検査：頭部CT，血液検査，検尿，心電図，胸部単純撮影

図2　実際のNEURO-15の治療スケジュール（木曜日入院の患者の場合）
入院翌日の午前に治療前評価を行い，その日の午後から治療セッションの介入を開始する．そして，退院前日の午後に治療後評価を行い，その内容をふまえて退院日午前に退院時指導を行う．

　NEURO-15の適応基準を満たして，NEURO-15目的の入院が決定した患者には，入院1か月前までに入院中の治療スケジュールのみならず，生活上の問題点，患者自らが達成を期待する目標などに関する簡単なアンケートを郵送，それに返答いただくことで，前もって患者のニーズを把握するようにした．

　入院当日は，病棟オリエンテーションに引き続いて，担当医師が患者を診察，その後に磁気刺激治療室において，可能であれば患者家人も同伴のもとで，磁気刺激治療の内容説明（承諾書の記入も，ここで行うことが多い），刺激部位と強度の決定（部位が決定すれば，インクでマーキングしておく），低頻度rTMSの短時間試験刺激を行う．

　入院翌日午前に，担当の作業療法士が治療前評価を行い，実際の治療セッションは入院翌日の午後から始まることとなる．NEUROにおけるrTMSの1セッションは「健側大脳運動野の手指の運動中枢に，運動閾値の90％の強度の刺激を，1ヘルツで20分間与える」こととし，各回のrTMSが終了したらすぐに作業療法訓練室に移動して，個別作業療法が開始される．個別作業療法は担当の作業療法士がマンツーマンで指導にあたるが，その内容は患者の状態に応じて決定され，治療効果としての状態変化に伴い，随時変更するようにする．個別作業療法に次いでは，自主トレーニングの時間となるが，これは別室で行っていただくようにしている．個別トレーニング，自主トレーニングについては，疲労の蓄積や訓練に対する集中力の状態をみながら，「決して無理はしないように」とくり返し忠告

したうえで，適宜休憩を取り入れてもらって行うように心がけている．当科では原則的に日曜日は一切の訓練の予定を入れないようにしており，特に自主トレーニングも課していない．モチベーションの高い患者などでは日曜日もなんらかの訓練を受けたいと切望されるのが現状であるが，決して疎ではないNEUROの治療スケジュールを考えると，特に筋疲労，集中力の低下を避けるためにも休息は必要であろうと考えているからである．実際に，NEUROを受けた患者の声を聞くと，15日間休みなく行うよりも，中に休憩日があるほうが，最後まで治療を完遂できるような気がするとのことである．

退院前日に治療後評価を行った後に，担当医師と作業療法士がカンファレンスをもち，治療効果の確認と今後の指導方針を決定する．そして，退院当日に，入院経過の総括を患者に伝えるとともに，退院後の（在宅における）自主トレーニングを指導する．通常は，各患者に応じてのトレーニングマニュアルを作成して，退院時に患者にわたすようにしている．

なお，NEUROを施行された患者においては，退院後（磁気刺激終了後）にも機能改善が持続して認められる患者が少なからず存在するため，少なくとも退院4週間の時点では一度当科の外来を受診していただき，その時点での機能評価と再度の在宅自主トレーニングの指導を行うようにしている．

5) 当科で用いているNEURO患者に対する上肢機能の評価スケール

患者に対してなんらかの治療的介入を行う場合，その介入効果を正しく評価・判定することは，重要である．そのためには，信頼性のある評価スケールが適切に使用されるべきであるが，詳細すぎるスケール，評価に時間がかかりすぎる評価法は，実際の臨床の場においては決して望まれるものではない．そこで，NEUROの治療効果を多面的に判定するためのスケールとして，評価者間での変動が小さく，評価にさほどの熟練を要さず，比較的短時間で終えることができることを条件に，以下に示した評価法を選択している（表2）．

a. Brunnstrom stage分類

Brunnstrom stage（Br. stage）は中枢神経損傷後における片麻痺の回復段階を示す分類であり，発症直後の弛緩状態から，連合反応・共同運動に至り，ついにはこれら原始的現象から分離した運動が痙性の減少とともに出現する一連の回復過程を，ステージⅠ〜Ⅵの6段階に分類している．上肢，手指，下肢と体幹の3つについて評価がなされる．片麻痺の機能検査としては現在のところ最も広く

表2　NEURO患者に用いている評価スケール

1. Brunnstrom stage分類
2. 上田式12段階式片麻痺機能テスト
3. FMA（Fugl-Meyer Assessment）
4. WMFT（Wolf Motor Function Test）
5. STEF（Simple Test for Evaluating hand Function）
6. 10秒テスト
7. 改訂Ashworthスケール（Modified Ashworth Scale；MAS）
8. 握力
9. JASMID（Jikei Assessment Scale for Motor Impairment in Daily living）
10. EuroQol
11. その他

用いられているが，各段階の幅が一定でない，きめが粗いなどの欠点があり，本ステージ分類を用いてNEUROの介入効果を示すことは，やや困難であるとの印象がある．むしろ本ステージ分類は，NEURO開始前の重症度を端的に示すために用いるのがよいようである．

b. 上田式12段階式片麻痺機能テスト

Br. stage分類で用いられる個々のサブテストにおける不明確な基準を修正，片麻痺の回復の過程をより詳細に分類することを目的として上田らが開発した評価法である．上肢下肢のいずれも11のサブテストによって，グレード0〜12に分類されるが，すでにその信頼性と妥当性は確認されている．また，各段階の幅も，ほぼ等間隔に近いことが明らかにされている．

c. FMA（Fugl-Meyer Assessment）

運動機能の回復をみるのに適したスケールであり，上下肢の運動機能を共同運動パターンに着目して判定するのみならず，バランス，感覚，関節可動域などについても評価を行う[4]．NEURO施行患者においては，FMAのうちの前腕の回内外，肘関節の伸展など上肢に関する33項目を用いることとしている．それぞれの項目が，0点（行える），1点（部分的に行える），2点（完全に行える）のいずれかとして3段階に配点されているため，上肢の運動機能が最良の状態では，最高点として66点が記録されることとなる．特別な道具を要さずに評価を行うことが可能であるが，すでに共同運動パターンの出現が少なくなった軽度片麻痺患者においては，その機能改善が点数変化に鋭敏に反映されない可能性があると思われる．

d. WMFT（Wolf Motor Function Test）

CI療法の広まりに伴い，特に欧米においてはその使用頻度が増加していると思われる他覚的テストバッテリーである[5]．15の課題（運動項目6項目，物品操作項目9項目）から構成されており，各課題の遂行に要した時間が測定・記録されると同時に，その動作の質がFAS（Functional Ability Scale）として6段階（0〜5）で判定される．物品操作項目では，机，箱，カードなど日常生活で実際に使用する物品が用いられる．120秒以内に課題が遂行されなかった場合は，その課題は120秒として記録され，全15項目の課題遂行時間（秒）の合計が，最終得点として扱われる．

e. STEF（Simple Test for Evaluating hand Function）

本検査は上肢の巧緻性，特に動きの速さを客観的に10種類のサブテストで評価するというものである．大きさ，形，重さ，素材の異なる対象物を，把持して移動することに要する時間を測定し，各サブテストそれぞれの所要時間を10段階で評価し，合計点数を算出する．最高点は100点であるが，17段階に分けられた年齢階級別得点に対する比として採点を行うことも可能である．本検査は，対象物を操作することもできないような場合には評価を行うことが不可能であり，たとえば，手指Br. stage IV以下，上肢Br. stage III以下などの患者では得点化ができないことがあると考えられる．なお，本検査は，本邦で最も広く用いられている上肢麻痺の運動機能評価法であることに異論はないが，残念ながら海外における認知度は非常に低い．また，特別な評価キットを要すること，評価所要時間が長いことが短所として挙げられることがある．

f. 10秒テスト

本邦のHatanakaらによって開発され，その臨床的有用性がすでに報告されているスケールである[6]．手指による3つの動作（手指を1本ずつ分離しての指折り・指伸ばし動作，前腕の回内回外動作，手関節を固定してのタッピング動作）を患者にできるかぎり速く行わせ，10秒間にその動作が何回行えるかを計測するものである．このテストは，特に検者の熟練を要することなく，特殊な器具を用いることなく，そして時間をかけることなく（迅速に行えば，休憩時間をとっても数分以内に終えることができる）遂行可能であり，手指の巧緻性障害を簡便にとらえるには優れた方法と思われる．ただし，重症度が高い症例（手指のBr. stageがIII〜IVであり，手指の伸展や分離しての屈曲ができない症例など）では事実上測定が行えないこと，わずか10秒間の運動ではいわゆる耐久性・疲れやすさの評価ができないことに留意すべき必要がある．

g. 改訂Ashworthスケール（Modified Ashworth Scale；MAS）

MASは，脳卒中後にみられる痙縮の程度を評価する半定量的スケールである．Ashworthによる5段階（0～4）評価法の"グレード1"が幅広く離散的であるという理由からBohannonが"グレード1+"を加えることで6段階評価法として改良したものである．患者をリラックスさせて背臥位にした状態で，検査部位に他動的運動を加え，その際における筋トーヌスを検者の感じた抵抗感で評価する．検者の主観性が影響することもあり，その信頼性を疑問視する報告もあるため，私たちの施設では2人以上の医師もしくは作業療法士で判定を行うようにしている．NEURO対象の患者では，主に麻痺側の手指，手関節，肘関節についてMASの評価を行うこととしている．ただし，実際にはNEUROの介入結果として，筋トーヌスの変化（通常は減少）を私たちが感じても，MASではスコア変化として現れてこないことがあり，感度は高くない評価法であるとの印象もある．

h. 握力

Jamar式握力計を用いて，坐位で両手それぞれで3回ずつの計測を行う．そして3回の平均値を求めて記録する．集中的作業療法プログラムの中には，手指の筋力増強をもたらすものも含まれているため，本検査もルーチンの評価として加えている．

i. JASMID（Jikei Assessment Scale for Motor Impairment in Daily living）

われわれのグループの石川らが考案した脳卒中後上肢麻痺に対する主観的評価スケールである．欧米における上肢麻痺の主観的評価スケールとしては，MAL（Motor Activity Log）が知られているが，MALの中には日本での生活にあまり即していない質問項目が含まれており，本邦で暮らす上肢麻痺患者の生活面での障害を正しく評価できない可能性が危惧される．これに対して，石川らが，「日本での生活により即した」上肢が関与するADL障害の主観的評価を可能にすることを目的として，本スケールを考案した．本スケールに含まれる動作項目は**表3**に示すとおりであるが，それぞれの動作に関して「（麻痺側上肢の）使用頻度（＝どのくらい使用しているか）」について6段階（0：全く使わない～5：いつも使う），「（麻痺側上肢による）動作の質（＝どのくらい困難さを感じているか）」について5段階（0：使おうとしてもほとんどできない～5：全く困難さを感じない）の評価を患者本人に主観的に行っていただくことで点数が算出される．歴史が浅いスケールではあるが，既存の他覚的評価スケール（FMA，WMFT，STEFなど）との相関もあるなど，高い信頼性が確認されている．

表3 JASMID(Jikei Assessment Scale for Motor Impairment in Daily living)

動作項目
1.ペンで字を書く
2.箸で食事をする(おかずをつかむ)
3.歯ブラシで歯を磨く
4.手の爪を切る
5.両手で傘を開き,さす
6.化粧/髭剃りをする
7.両手で顔を洗う
8.シャツのボタンをはめる
9.雑巾・タオルを絞る
10.新聞・雑誌をめくって読む
11.ペットボトルの蓋を開閉する
12.トイレットペーパーをちぎる
13.髪をくしでとかす
14.缶ジュースを開ける
15.靴下をはく(両足)
16.ベルトを締める/ブラジャーをつける
17.ハンガーに上着をかける
18.財布から小銭を出す
19.靴紐を結ぶ
20.ネクタイを結ぶ/ネックレスをつける

使用頻度	動作の質
0:全く使わない(使う気がない)	1:(使おうとしても)ほとんどできない
1:全く使えない(使いたいが使えない)	2:非常に困難さを感じる(病前よりかなり困難)
2:少し使う(ごくまれにしか使わない)	3:中等度の困難さを感じる(病前と比べ半分くらい)
3:時々使う(病前の半分くらいしか使わない)	4:やや困難さを感じる(病前と比べて少し困難)
4:しばしば使う(病前よりは使う頻度が減った)	5:全く困難さを感じない(病前と同じである)
5:いつも使う(病前と比べて変わりない)	

＃以前から行わない動作,麻痺側の手でもともと行わない動作は,使用頻度「0」とし,動作の質は空欄とする.

j. EuroQol

健康水準を評価するQOL測定尺度の一つであり,5項目法と視覚評価法の2部から構成されている.5項目法では,①移動の程度,②身のまわりの管理,③普段の活動,④痛み/不快感,⑤不安/ふさぎ込みの5つの領域のそれぞれについて,主観的に3段階に評価されるため,結果的に3の5乗,すなわち243の健康状態を弁別することができる.そして,効用値換算表を用いることで,243の健康状態それぞれをQOLスコア(効用値)に換算することができる.視覚評価法では,100等分された線分を用いたVAS(Visual Analogue Scale)として,「想像

できる最も良い健康状態」と「想像できる最も悪い健康状態」との間で，自らの状態を示していただく．本検査は，国際的に広く利用されている．

k．その他

患者のニードである動作（リハビリテーションによって目指す動作．たとえば，小さい物品をつかむ動作など）や，訓練を行う動作（たとえば，上肢を伸展しての挙上保持など）については，治療の前後に（たとえできなくても，「できないなりに」）ビデオで撮影を行っておく．そうすることによって，目的とした動作が治療によってどれくらい改善されたかを，容易に認識・確認することができる．

これら検査の施行に要する総時間は，熟練度・経験量にもよるであろうが，多少の休憩をはさんで行ったとしても，およそ2時間程度である．NEURO施行の患者に対しては，前述のように少なくとも，①入院直後，②退院直前，③退院4週間後（外来にて）の治療前後の3時点でこれらの評価すべてを行い，NEUROの治療効果を的確に判定できるようにしている．なお，FMA，WMFT，STEF，10秒テストなどについては，可能なかぎりビデオカメラで上肢の動きを撮影しながら評価を行うようにしている．そして，判定に迷った事例を後日検討したり，その評価内容をダブルチェックする際にビデオ映像を用いている．症例カンファレンスで治療が終了した症例を振り返るときにも，画像上における治療前後での運動機能変化をスタッフ全員で確認し合うようにしている．

〈引用文献〉
1）Kakuda W, et al：Six-day course of repetitive transcranial magnetic stimulation plus occupational therapy for post-stroke patients with upper limb hemiparesis: A case series study. Disability and Rehabilitation 2010; in press.
2）Joo EY, Han SJ, et al：Antiepileptic effects of low-frequency repetitive transcranial magnetic stimulation by different stimulation durations and locations. Clin Neurophysiol 118: 702-708, 2007.
3）Wassermann EM：Risk and safety of repetitive transcranial magnetic stimulation: Report and suggested guidelines from the international workshop on the safety of repetitive transcranial magnetic stimulation, June 5-7, 1996. Electroencephalogr Clin Neurophysiol 108: 1-16, 1998.
4）Gladstone DJ, Danells CJ, et al：The fugl-meyer assessment of motor recovery after stroke: A critical review of its measurement properties. Neurorehabil Neural Repair 16: 232-240, 2002.
5）Morris DM, Uswatte G, et al：The reliability of the wolf motor function test for assessing upper extremity function after stroke. Arch Phys Med Rehabil 82: 750-755, 2001.
6）Hatanaka T, Koyama T, et al：A new evaluation method for upper extremity dexterity of patients with hemiparesis after stroke: The 10-second tests. Int J Rehabil Res 30: 243-247, 2007.

2 rTMSの適応方法

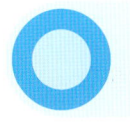

1) rTMSの機器

　本邦で手に入る反復性経頭蓋磁気刺激（repetitive transcranial magnetic stimulation；rTMS）の機器の種類はそれほど多くはなく，デンマークに本社を置くMagVenture社のものと，英国に本社を置くMagstim社のものが主流になっているようである．図1にMagVenture社のMagProとMagstim社のMagstim Rapidを示すが，MagProでは，コイルの固定アームが機器本体に付着していることと，パソコンを介さずに機器本体ですべての操作ができる（Magstim Rapidでは，機器の操作のために別にパソコンが必要である）ことが特徴的である．ここで，あえて両機器間の機能上の相違点を挙げるとすると，次のようになる．第1に，MagProのコイル固定アーム（図1）は非常に強固で安定しており，10数分の使用であればまったく位置がずれることがない．したがって，患者の体動が目立たなければ，あえて施行者が徒手的にコイルを支え続ける必要がない．第2に，MagProで使用する刺激コイルは表面温度が上昇しにくいように工夫されているため長時間の連続使用が可能で，頻回のコイル交換を必要としない（MagVenture社の機器もMagstim社の機器も，コイルの表面温度がある一定温以上に上昇すると，自動的に停止するように設定されている）．第3に，MagProでは，表面筋電図が機器本体に組み込まれているため，別に筋電図を用意することなく，誘発筋電図を記録することができる．

　刺激コイルについては，治療的にrTMSとして用いるのであれば，8の字コイルを用意するべきであるが，連続して何人かの患者にrTMSを行う可能性がある場合には，別に交換用コイルを常備しておくことが勧められる．ただし，MagVenture社では，クーラーシステムを採用した特殊コイルも用意しているため，これを用いれば，非常に長時間の連続使用が可能となり，コイル交換の必要性が事実上ほとんどなくなる．

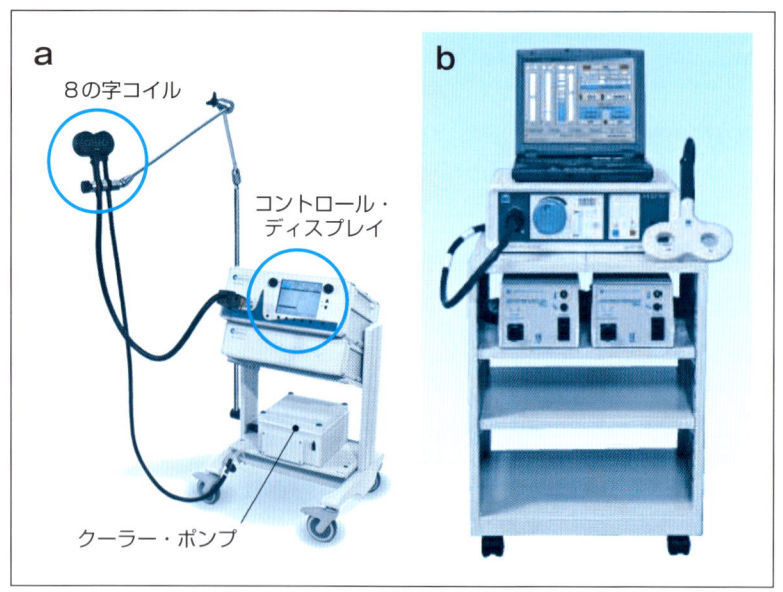

第Ⅳ章　慈恵医大方式 rTMS＋集中的作業療法（NEURO）の考え方

図1　広く使用されているTMS
a：MagPro（MagVenture社）
b：Magstim Rapid（Magstim社）
MagProではTMS本体に付着している固定アームが特徴的である．

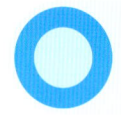

2）刺激部位と刺激強度の決定

　患者に対してrTMSを行うときには，まずその刺激内容を決定する必要がある．通常の場合，刺激内容は，①刺激部位，②刺激強度，③刺激頻度，④刺激時間（刺激数）といった4つの因子から決定されるが，私たちが行っている低頻度rTMSと集中的作業療法の併用療法のプロジェクトであるNEURO（NovEl Intervention Using Repetitive TMS and Intensive Occupational Therapy）では，rTMSの一治療セッションを「健側大脳運動野内の手指の運動中枢に，運動閾値の90％で，1ヘルツの刺激を，20分間（1,200発）」とすることとした．以下では，私たちの施設で使用しているMagProを用いた，NEUROのための刺激内容の設定方法およびrTMSの施行方法について述べる．

a. 刺激部位の決定

　NEUROでは，「健側大脳運動野内の手指の運動中枢」を刺激部位とするが，この部位は「非麻痺側上肢で，手指筋（第1背側骨間筋 first dorsal interosseous muscle，以下FDI）のMEPが最大に誘発できる部位」に相当する．よって，まず最初に非麻痺側上肢のFDIに表面筋電図を付ける．次いで，手指の運動中枢は

2 rTMSの適応方法

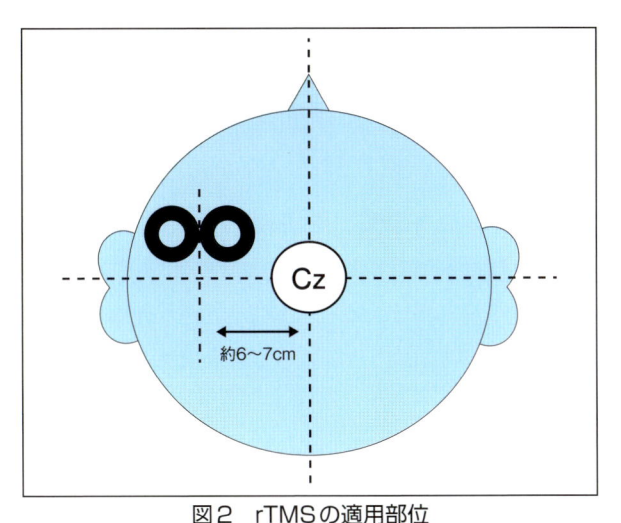

図2　rTMSの適用部位
国際10-20法におけるCz（正中中心部）から約6～7cm側方かつ約2～3cm前方あたりに手指の運動中枢が存在する．

前頭葉外側面にあり，およそ脳波検査における国際10-20法のCz（正中中心部）から側方に約6～7cm（4横指程度）かつ前方に約2～3cmの位置していることが多いようであるため，図2を参考にして健側大脳の手指の運動中枢あたりに8の字コイルの中心（2つの円の交点）を当てる．そして，MagProのコントロール・ディスプレイに筋電図を映した状態で，コイルの位置を変えることなく，単発で磁気刺激をくり返しながら，ダイアル操作で少しずつ刺激強度を上げていく（MagProの場合，40％強度くらいから始め，3～5発刺激を与えてから，3～5％ずつ刺激強度を上げるのがよい．MagProでは，コイル横に単発刺激用のボタンが付いており，これを押すと，刺激が1発与えられる）．刺激強度を上げることでFDIのMEPが誘発できるようになれば，強度を変えないままで少しずつコイルをずらして最も大きなMEPを誘発できる部位を確認し，その部を刺激部位として決定する．見つかった刺激部位をマジックでマーキングしておけば，各セッションの前ごとに刺激部位をいちいち探す手間を省くことができる．およそ90％まで刺激強度を上げてもMEPがまったく誘発されない場合は，コイルの位置が不適当な可能性が高いので，（刺激強度はそのままで）コイルの位置を少しずつずらしてみる．手指の運動中枢が見つかりにくい場合には，手関節を背屈させるとMEPが誘発しやすくなる．

b. 刺激強度の決定

NEUROにおける刺激強度は，「運動閾値の90％」と述べたが，ここでいう運動閾値とは，「（刺激部位において）MEPを誘発できる最小の刺激強度」を指す．

前述の方法で刺激部位が見つかったら，次は，逆に刺激強度を少しずつ下げていく．そして，MEPが誘発できなくなった時点での刺激強度とその直前（最終的にMEPが誘発できた時点）での刺激強度から運動閾値を決定，その90％の強度を「rTMSの刺激強度」とする（たとえば，75％ではMEPが誘発されるが，73％ではこれが誘発されない場合，75％を運動閾値とし，rTMSの際の刺激強度は，75×0.9≒68％とする）．実際には，ほんのわずかなコイルのずれでMEPが誘発できたりできなくなったりするので，「2回の刺激のうち，MEPが1回以上誘発できる」場合は，"MEPが誘発された"と解釈してよいであろう．

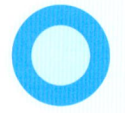

3）rTMSの施行

刺激部位と刺激強度が決定したら，図3aとして示したコントロール・ディスプレイ上で，①刺激強度，②刺激頻度，③刺激時間（刺激数）を設定する．MagProでは，まずTiming Menuという画面を選択する（図3bの円内）．すると，そこでRep. Rate（Repetition Rate；刺激頻度．pps = Pulses per secondとして示される），Pulses in Train（連続したtrainとして与える刺激数），Number of Trains（trainをくり返す回数），Inter Train Interval（trainをくり返すときの各train間の間隔）といった各項目についての空欄スペースが出てくるので，NEUROの場合ではそこに，Rep. Rate = 1，Pulses in Train = 1,200，Number of Trains = 1と数字を入力する（1ヘルツの頻度で1,200発刺激することになる）．なお，ここで入力する値は，NEUROの全患者で共通なので，ひとたび設定しておけば基本的には変化させる必要はない．そして，コントロール・ディスプレイ左横上のダイアルでAmplitude（刺激強度）を（何％として）設定すれば，刺激内容がすべて設定されたこととなる．

実際のrTMSの施行前には，コイルの表面温が低いほど長時間にわたって刺激を行うことができるため，コイルの表面温が十分に低下していることを確認する．表面温が高い場合（たとえば，20度以上の場合）は，アイスノン®もしくは氷囊でコイル表面を冷却するのがよい（前回のコイル使用後に，すぐに冷却を行うようにするとよい．室内温のみでは，表面温の低下は非常に緩徐で，場合によっては20度以下にするのに数時間かかってしまう）．

rTMSの施行は，患者を背もたれ付きの椅子に座らせるか，もしくはベッドに臥床させて行う．rTMS施行中は，不用意な体動を避けるためにも，患者には可能なかぎりリラックスしていただくようにする．8の字コイルの中心部分（2つの円形コイルの交点部分）がマーキング部位に重なるように確認して，コイル面が

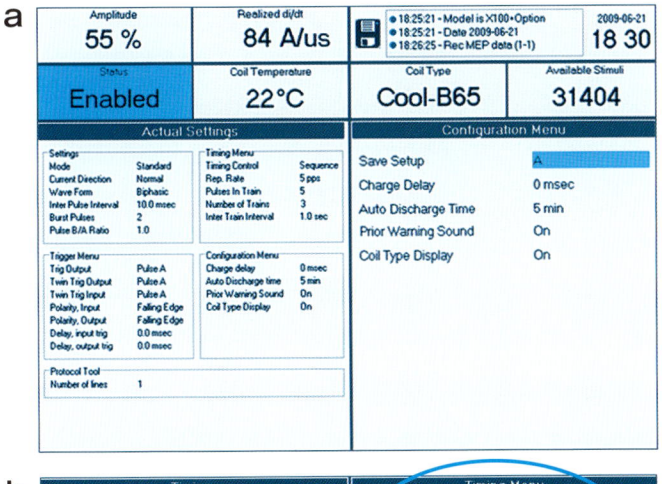

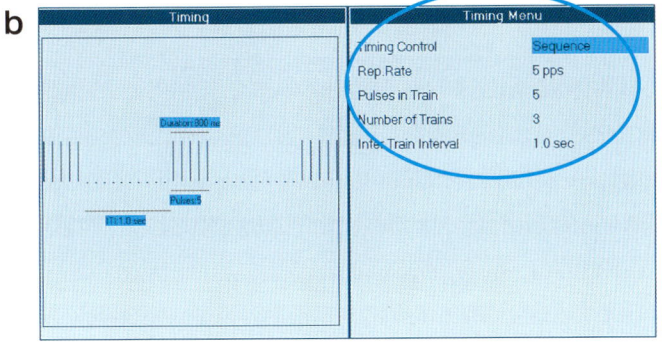

図3　MagProのコントロール・ディスプレイ
a：コントロール・ディスプレイ上方には，刺激強度（Amplitude），コイルの表面温（Coil Temperature），現時点で可能な刺激数（Available Stimuli）が刻々と変化しながら提示される．
b：Timing Menu内にみられるRep. Rate（Repetitive Rate）が，rTMSの刺激頻度を示している．

頭蓋骨と可能なかぎり平行になるように配慮したうえで，コイルを固定する（図4a）．そして，コントロール・ディスプレイ上で，刺激内容を確認した後に，「start」ボタンを押すと連続刺激が開始される．ひとたびrTMSが開始されると，コントロール・ディスプレイに，Coil Temperature（コイル表面温．刺激を続けると上昇してくる），Available Stimuli（その時点で可能な刺激数．徐々に減少してくる）が刻々と変化しながら示される．ただし，体動が激しい患者（同じ姿勢を保てない患者）では，固定アーム使用での刺激では「位置のずれ」が生じ得るので，図4bのごとく，徒手的にコイルを保持して，その刺激位置がずれないようにする必要がある．

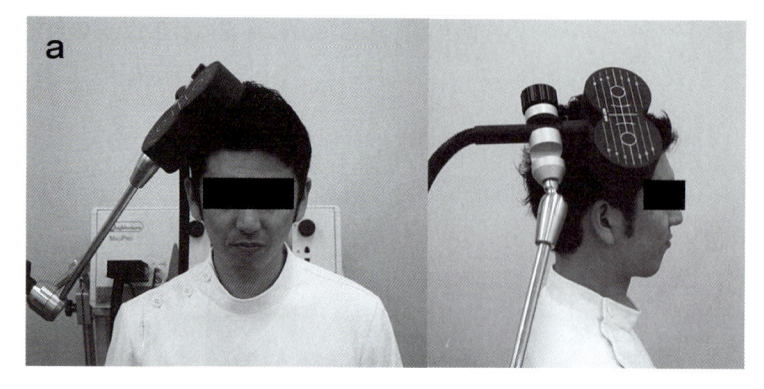

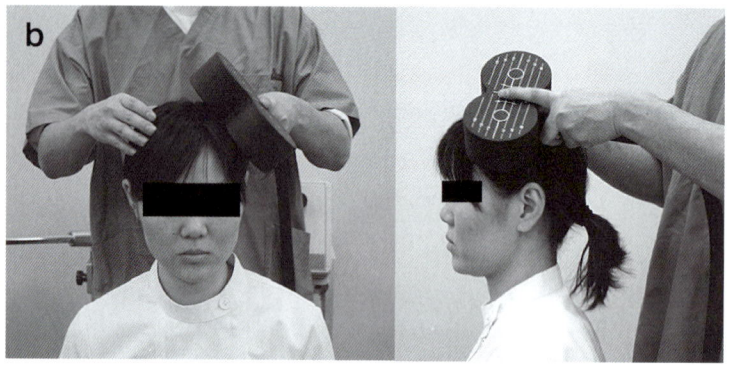

第Ⅳ章　慈恵医大方式 rTMS＋集中的作業療法（NEURO）の考え方

図4　実際のrTMSの適用
MagProの場合，頻回にコイル交換をする必要がなく，アームで固定した状態で患者頭部にコイルを当てておけばよい（**a**）．ただし，体動が少なくない患者では，やはり医師が徒手的にコイルを保持して刺激を行うのがよい（**b**）．

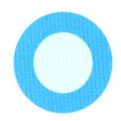

4）rTMSに関する注意点

　rTMSによる刺激は無痛性であることが特徴的である．実際に，私たちの施設でrTMSを施行された患者が，はっきりとした局所的な頭部の「痛み」を訴えたことは一度もない．しかしながら，刺激強度が上がると，刺激部位周囲の筋肉が直接に刺激されることとなり，側頭部，眼瞼部，場合によっては頬部の筋収縮が磁気刺激に同期して出現することがある．この筋収縮が，患者に若干の不快感を訴えることはあるが，rTMSの施行を妨げるほどになったことは一度もない．副作用として報告されている頭痛，気分不快の出現にも当然留意はするべきであるが，私たちの経験からは，その出現頻度はきわめて低いとの印象である．また，刺激を続けるとコイルの表面温度は，最大で約40度まで上昇するが，これによって患者が皮膚に障害を残したということもない．いずれにせよ，rTMS施行時には，通常は医師が付き添っているわけであるから，rTMSの施行中も随時患者に

話しかけるなどして，患者の変調を見逃さないようにするべきである．最も危惧されるrTMSの合併症である痙攣が発生した場合には，周囲スタッフに協力を求めたうえで迅速な処置（末梢静脈ラインを確保してのジアゼパム投与など）を取るべきである．もちろん，毎日のrTMS施行前には患者の体調を確認し，なんらかの不調がある場合には，rTMSの施行を慎重に判断する．

3 脳卒中における障害機能の回復メカニズム

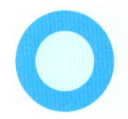

1) 神経組織の可塑性・再生と機能的再構築

　医療技術の進歩から脳卒中による死亡率は減少しているものの，有病率は低下していない．それゆえ，軽度から重度の障害を抱えている患者数はむしろ増加している．中枢神経細胞は再生能力が低いため，脳卒中や脊髄損傷などの中枢神経障害に関しては，リハビリテーションを含め，治療を目的とする介入が困難である．そのため，二次的損傷や再発症防止に焦点があてられていたが，多くの脳卒中患者の最大の願いは，脳卒中によって生じた麻痺の回復である．

　障害に伴う神経細胞の死滅を最小限にとどめることは，障害の程度を軽減するうえで重要である．しかし，失われた機能の回復には，脳の可塑性，つまり，障害を受けていないニューロンや新生ニューロンによる神経回路の再編成が必要であることが，実験動物を用いた基礎的研究や人を対象とした臨床研究の成果から明らかにされつつある．

　脳に損傷が起こると，神経細胞膜の興奮性の変化，病巣周囲のGABA作動性神経による抑制の消失（脱抑制），グルタミン酸作動性神経の活動性の亢進などが起こる．この局所のグルタミン酸濃度が上昇して神経細胞上のGlutamate N-Methyl-D-aspartate（NMDA）受容体の過剰興奮を介して周辺神経細胞脱落を誘導することは，古くから指摘されてきた．そして，NMDA受容体をブロックすることにより脳卒中および脳外傷後の二次的周辺神経組織の脱落を防ぎ，予後の改善を目指すようになった．1990年代後半よりグルタミン酸あるいはグリシン受容体アンタゴニストを用いた薬物が開発され，海外でいくつものランダム化二重盲検臨床試験が実施されたが，NMDA受容体をターゲットにしたランダム化二重盲検臨床試験のいずれもNMDR antagonistの有意な効果を認められなかった[1), 2)]．

　中枢神経ニューロン軸索のターゲットへの再伸張はニューロン自体の内在的性質によるものではなく，主にグリア細胞によって作られる細胞外環境の違いによ

ることがわかっている．グリア細胞の一つであるアストロサイトは，障害に対して増殖と細胞肥大に特徴される反応性変化を示し，いわゆるグリオーシスを形成する．このグリオーシスは神経機能の回復を阻害することから，グリオーシスの抑制をねらった実験もなされたが，グリオーシスの抑制は炎症反応や神経細胞死の増強に加えて，ニューロンへの栄養供給や軸索成長などニューロン活動を支持する機能までも抑えられてしまう．神経回路の再編成はニューロンの軸索伸長，シナプス結合するターゲットへの結合，必要・不必要なシナプス結合の整備などの過程を経て完成する．この過程はきわめて複雑であり，単にグリオーシスを抑制するという戦略では良好な機能回復を導けない．そのため，より分子特異的なアプローチが必要になると考えられる[3]．最近では，軸索伸長阻害因子など特定のタンパク質の機能を抑えることで障害からの機能回復が促進されること[4]が報告されており，治療戦略としてのターゲットタンパク質の候補も挙げられるようになってきた．

多光子励起顕微鏡を用いてミクログリア細胞の機能を生体内観察した最新の研究成果[5]を紹介する．脳内には感染，障害，病態時の貪食細胞として機能するミクログリアとよばれる免疫細胞が存在する．ミクログリア細胞は正常脳内で神経回路の基本単位であるシナプスに，あたかも聴診器を当てるように接触をくり返しているという．その接触は1回5分間程度で1時間に1回の頻度で行われている．これに対して，障害された脳内では接触時間が1時間以上に延長し，しばしばシナプスを除去していることが観察されている．障害後には障害部位やその周辺では盛んに神経回路のつなぎ替え（組み替え）が生じているが，このような観察はミクログリアがその一端を担っていることを示唆している．さらに，障害部位と同側あるいは対側の運動皮質において，組み替え後に引き続き起こるシナプスの再編成が期間依存的に生じ，障害された機能を代償する神経回路が形成されていくこと[6]も示されている．このように，障害早期に生じるニューロンの組み替えからシナプスの再編成を経て神経回路のパターンが形成されることにより，障害された機能が回復していくものと考えられる．

前述したように，障害された機能の回復には，脳内の機能代償が寄与しているが，これを裏付ける新たな神経回路の再編成は，障害を受けていない神経細胞と内在性幹細胞から分化した新生神経細胞によって行われると考えられる．このような脳の可塑性は，加齢に伴いどのように変化するのであろうか．また，変化するのであれば，その背景にある詳細な機序は何であろうか．現時点では，これらに関する明確な回答を得る実験的証言は十分示されていない．しかし，脳卒中からの機能回復は加齢に伴い遷延することが人[7]や実験動物[8]において示されていることから，脳の可塑性は加齢に伴い低下すると推測される．人における脳卒中

発症は中・高齢期であり，若齢期からの脳の可塑性低下を軽減することが脳障害後の早期機能回復を図るうえで重要であろう．

一方で，再生医学研究の進歩から，幹細胞移植による中枢神経系の機能回復に関する検討も盛んに行われている．つまり，移植細胞からの神経新生による機能回復を図ろうとする目的である．一般的に内在性幹細胞の数や分化能力は加齢に伴い低下するため，それを保証するための新たな挑戦的アプローチである．幹細胞は多分化能を有するゆえに，移植後，生体内において腫瘍細胞が形成される，生着率が低いことなど克服課題もあるが，動物実験の段階では中枢神経の再生応答や麻痺回復に「効果あり」とコンセンサスが得られつつある．細胞移植に際しては，生着率や正常な細胞への分化を高めることが重要である．またその分化した細胞が適材適所に配置され，そして，シナプス結合により回路を形成するならば，障害された機能回復を促す一因となり得るであろう．

機能回復のための回路形成には不必要な結合を排除し，必要な結合のみを強化するなどシナプス結合の整備が重要である．このようなシナプス結合の整備が活動依存的に行われるのであれば，細胞移植後のリハビリテーションの果たす役割は大きいと考えられる．中枢神経障害からの機能回復にリハビリテーションが重要であることに関しては，基礎実験や臨床現場において確認されてきた事実である．しかし，移植細胞の生着や分化，さらには分化細胞の神経回路への組み込みに対するリハビリテーションの実施効果に関しては，現時点ではエビデンスが不足している．今後の研究成果を期待したい．

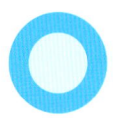

2）fMRIから考えられる機能の可塑性とリハビリテーション

成人の重度障害者のうち約半数が，脳卒中による脳損傷が原因によるものとされている[9]．そのような中，病理的に脳卒中により生じた損傷部位が安定した場合，治療はリハビリテーションに頼らざるを得ない．近年，PET，fMRI，EEG，MEGなどの脳機能画像が著しく進歩し，運動機能をはじめ脳内のネットワーク機構が次第にわかるようになってきた．そして，こうした脳機能画像を使用し，麻痺の回復過程にかかわっている脳の部位同定，麻痺の回復過程での経時的変化，リハビリテーションの効果判定などが行われるようになってきた．

脳卒中後の，fMRIを用いた運動に関するシステムの最初の頃の研究は，皮質下損傷による麻痺から回復した患者と健常者に，指のタッピング動作を行わせ，健常者に比べて，麻痺から回復した患者は運動野を含めた大きな賦活がみられるとされていた．現在でも，課題での血流変化を検討しているが，病巣の大きさに

よって，同じ手指運動でも賦活部位が異なることがわかってきた．損傷が小さいときは，主として損傷周囲の賦活が認められる[10]．それに対し，比較的損傷部位が大きい場合，損傷周囲だけではなく補足運動野，運動前野，健常側の一次運動野など広範囲で賦活が認められた[11]．Johansen-Bergら[12]は，7人の脳卒中患者に対して，健常側上肢を抑制して2週間の自宅でのリハビリテーションを行った．上肢の機能回復に平行して，麻痺と反対のPMA，二次体性感覚野，両側小脳，上頭頂小葉の賦活がみられ，これが効果と述べている．経過により，fMRIの賦活部位も変化をしていく．Wardら[13]は脳梗塞8例にみられた片麻痺が回復するに従い，麻痺肢運動時の一次運動野，PMA，補足運動野，前頭前野，帯状回，側頭葉，一次視覚野，小脳，視床，基底核で賦活範囲が減少していることを報告している．また，訓練前は主に非病巣側の感覚運動野，一時運動野，一次感覚野，前運動野に活動領域がみられたが，訓練後非病巣側の活動領域は減少し，病巣側と同部位に活動がみられたとも報告されている[14), 15)]．

今後，薬物やrTMS，tDCSなどの使用，集中リハビリテーションの試行，あるいはこれらの組み合わせて試行するなど，脳卒中による麻痺を改善する治療が進んでいるので，脳機能画像と可塑性の関係などさらに究明されてくると思われる．

3）われわれの基礎的研究から得られた知見に基づく磁気刺激療法

脳卒中の運動障害のリハビリテーションのEBMは出しにくい．患者の年齢の違い，基礎疾患の有無，損傷部位の違いなどにより回復のスピードが違うのは当然であるため，脳卒中のリハビリテーションは，その人その人の症状・障害をみながらのオーダーメイドであり，画一的でないからである．

したがって，EBMを求めるには，リハビリテーションとしての脳卒中リハビリテーションに適した動物モデルを作成することが必要である．そのための条件として，①低侵襲でほぼ均一な損傷部位ができること，②その損傷によりほぼ均一な麻痺が起こること，③その麻痺はほぼ均一な回復過程を示すこと，④その麻痺の回復が脳のどの部位で代償されているかを同定できること，⑤致死率がきわめて低いこと，が必要であると考えられた．よって，このような条件を満たせる，リハビリテーションの分野に適切な脳損傷モデルラットとして，今まで報告されているさまざまなモデルラットの評価を試み，損傷部位をphotothrombosis手法を用い，rose bengalを静注し，開頭することなくハロゲンライトを照射することで右感覚運動野に損傷部位を生じさせるPIT（Photochemically Induced

第Ⅳ章 慈恵医大方式 rTMS＋集中的作業療法（NEURO）の考え方

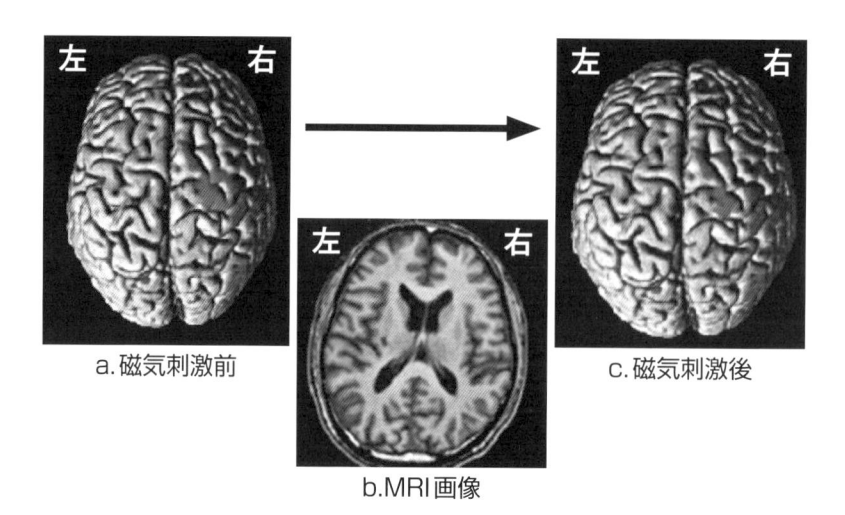

図1 左手指（健常側）のタッピング動作の磁気刺激前後の評価（左内包の梗塞による右片麻痺患者）（口絵カラー）
健側では磁気刺激後もほとんど変化がないことがわかる．
a：磁気刺激前．右の運動野に賦活がみられる．
b：MRI画像．左内包の梗塞が認められる．
c：磁気刺激（rTMS）と集中的作業療法（NEURO）後．右運動野の賦活はほとんど変化がない．

Thrombosis）モデルを使用した．

　このモデルラットの損傷部の評価を4.7TのMRIの各種パラメーターを駆使し，損傷部位の均一性の証明・細胞内・細胞外浮腫などを評価し，早期に損傷部位が亜急性期から慢性期に安定化する証明を行い，免疫組織学的評価も施行した．また，Beam-Walking Scaleを用い，標準偏差のきわめて少ない個々の差がほとんどない麻痺の回復パターンを証明し，4.7TのfMRIを用い世界に先駆けてラット下肢の麻痺改善にかかわる脳の部位を同定した[16)-20)]．

　すなわち，リハビリテーションに適した動物モデルを作成し，評価した結果から導き出された答えは，「成人脳において，麻痺の回復にかかわる脳内の部位的なかかわりは，非損傷側の健常脳ではなく，損傷部位周囲の残存領域における機能代償が重要な役割をしている」ということである．したがってわれわれが，上肢麻痺の患者に対して磁気刺激療法を施行する場合，基礎的研究から得られた知見に基づいて，刺激部位を同定することにしている．

　MRIで左手指（健常側）のタッピング動作の磁気刺激（rTMS）前後の評価を示す．患者は，約3年前に発症した左内包の梗塞（図1）による右片麻痺を呈している．上肢は手指とともにBr. stage Ⅳであった．左手指（健常側）のタッピング動作では，図1aに示すように標準脳に展開された右のfMRIにおいて右の運動野に賦活がみられる．図1cは，NEURO-6によるrTMSと集中的作業療法を施行した1か月後に同様の指タッピングによる賦活を示している．左手指（健常側）

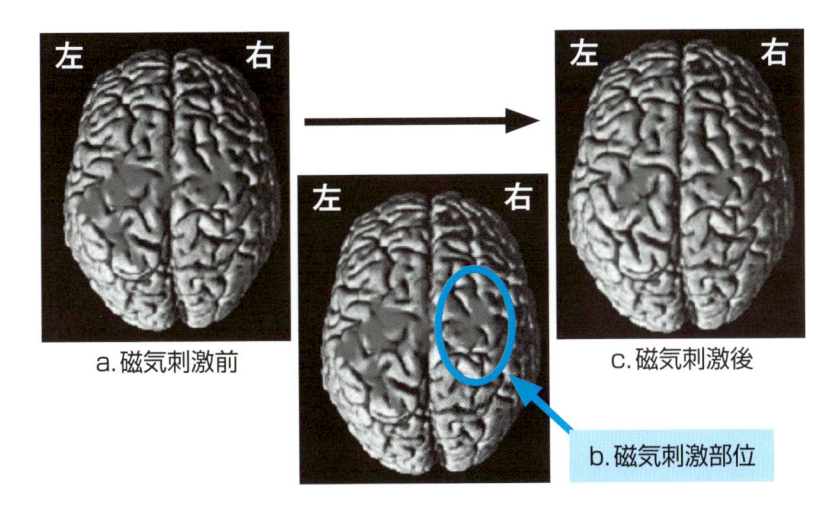

図2 右手指(障害側)のタッピング動作の磁気刺激前後の評価(図1と同症例)(口絵カラー)
a:磁気刺激前．両側大脳の賦活が認められる．
b:磁気刺激部位の決定．右健側大脳半球の賦活部位の感覚運動野を刺激することによって，右健側大脳半球の賦活部位を抑制され，左半球の機能が高まり，麻痺が改善されることをねらう．
c:磁気刺激と集中作業療法(NEURO-6)後．
いぜん両側の賦活が認められるが，賦活の大きさは著明に減少している．
麻痺手の機能も補助手から実用手レベルに改善した．

ではrTMS前後でほとんど変化がないのがわかる．図2に，fMRIの右手指(障害側)のタッピング動作の磁気刺激前後の評価を示す．左手指(健常側)と同様の課題を右手指(患側)が行うと，図2aのように，両側大脳半球の賦活がみられる．麻痺がある右手指を動かすので，左の感覚運動野が大きく賦活してしまうのは当然の結果であるが，注目すべきことは，右の感覚運動野も同時に賦活していることである．このような結果に，さきほどのリハビリテーションに適した動物モデルから得られた知見「成人脳において，麻痺の回復にかかわる脳内の部位的なかかわりは，非損傷側の健常脳ではなく，損傷部位周囲の残存領域における機能代償が重要な役割をしている」をあてはめて考察すると，図2aの右半球の賦活は，麻痺のない場合(図1a)では通常認められない賦活でみられないものであり，健常側の大脳半球であるこの右半球の賦活は，右手指を動かすための左半球の賦活を抑制ないし邪魔していると考えることができる．よって，この患者の場合の低頻度のrTMSの刺激部位は，図2bの円で囲んだ右健側大脳半球の賦活部位の感覚運動野ということになる．そうすることによって，右健側大脳半球の賦活部位は抑制をされ，左半球の機能が高まり，麻痺の改善が促進されることになる．

図2cは，NEURO-6によるrTMSと集中的作業療法を施行した1か月後に同様の指タッピングによる賦活を示している．指タッピングによる賦活はrTMS前で両側に大きくみられたが，rTMSと集中的作業療法施行後1か月の時点では同

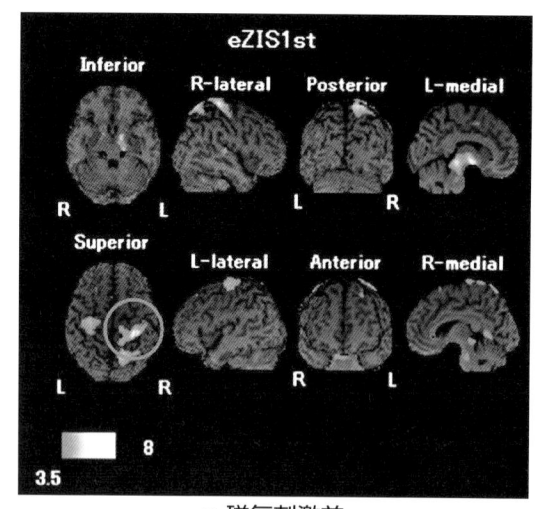

第Ⅳ章　慈恵医大方式 rTMS＋集中的作業療法（NEURO）の考え方

a. 磁気刺激前

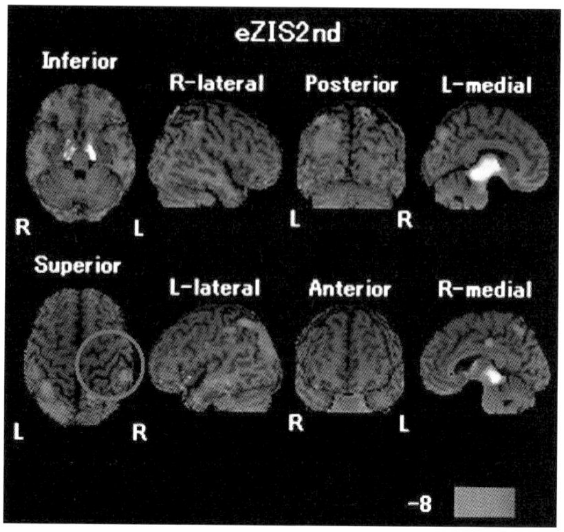

b. 磁気刺激後

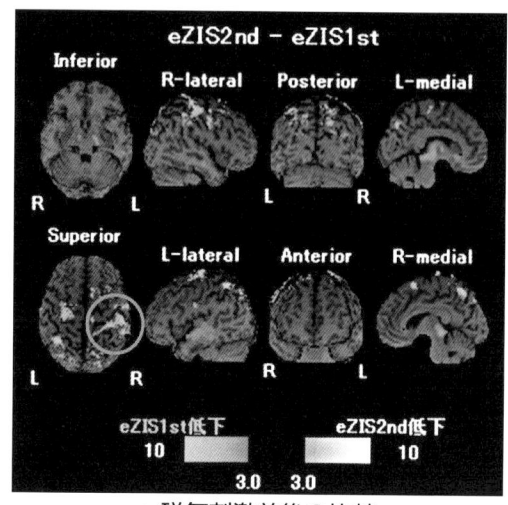

c. 磁気刺激前後の比較

図3　磁気刺激前後の脳血流シンチの変化（口絵カラー）
脳の活性が強い部位は暖色で，弱い部位は寒色で示される．
磁気刺激前の過剰な興奮部位（右運動野，暖色部，a）は磁気刺激後，抑制されている（b）．
過剰な興奮が抑えられた部位を黄色で示す（c）．

じ課題でも両側の賦活がみられるものの，賦活の大きさは著明に減少していた．麻痺手の機能も補助手から実用手に改善を示していた．

　本人の希望もあり，同様の患者に対しNEURO-6施行後1年後に再度NEURO-6を施行した．この施行においても（STEF41→51，WMFT38.4→34.5，FMA56→57）と改善を示した．脳血流シンチeZISによる磁気刺激前後の脳血流シンチの変化（図3）をみてみると，磁気刺激前の検査では刺激部位（右運動野）に過剰な興奮が認められる（図3a）．前回同様，この部位の過剰な興奮を，磁気刺激

で抑制したことがわかる（**図3c**）．**図3b**で示すように，刺激後の検査では，この過剰な興奮が抑えられており，脳のバランスが整ってきているのがわかる．

〈引用文献〉

1) Albers GW, Goldstein LB, et al: Aptiganel hydrochloride in acute ischemic stroke: a randomized controlled trial. JAMA 286: 2673-2682, 2001.
2) Sacco RL, DeRosa JT, et al: Glycine antagonist in neuroprotection for patients with acute stroke. JAMA 285: 1719-1728, 2001.
3) 井村徹也, Sofroniew MV: アストログリアによる多角的な神経再生. 医学の歩み 215: 842-846, 2005.
4) Kaneko S, Iwanami A, et al: A selective Sema3A inhibitor enhances regenerative responses and functional recovery of the injured spinal cord. Nat Med 12:1380-1389, 2006.
5) Wake H, Moorhouse AJ, et al: Resting microglia directly monitor the functional state of synapses in vivo and determine the fate of ischemic terminals. J Neurosci 29: 3974-3980, 2009.
6) Takatsuru Y, Fukumoto D, et al: Neuronal circuit remodeling in the contralateral cortical hemisphere during functional recovery from cerebral infarction. J Neurosci 29: 10081-10086, 2009.
7) Nakayama H, Jorgensen HS, et al: The influence of age on stroke outcome: The Copenhagen stroke study. Stroke 25: 808-813, 1994.
8) Brown AW, Marlowe KJ, et al: Age effect on motor recovery in a post-acute animal stroke model. Neurobiol Aging 24: 607-614, 2003.
9) Hoffman C, Rice D, et al: Persons with chronic conditions. Their prevalence and costs. JAMA 276:1473-1479, 1996.
10) Cramer SC, Shah R, et al: Activity in the peri-infarct rim in relation to recovery from stroke. Stroke 37:111-115, 2006.
11) Johansen-Berg H, Rushworth MF, et al: The role of ipsilateral premotor cortex in hand movement after stroke. Proc Natl Acad Sci U S A 99:14518-14523, 2002.
12) Johansen-Berg H, Dawes H, et al: Correlation between motor improvements and altered fMRI activity after rehabilitative therapy. Brain 125:2731-2742, 2002.
13) Ward NS, Brown MM, et al: Neural correlates of motor recovery after stroke: a longitudinal fMRI study. Brain 126:2476-2496, 2003.
14) Jang SH, Kim YH, et al:Cortical reorganization associated with motor recovery in hemiparetic stroke patients. Neuroreport 14:1305-1310, 2003.
15) Carey JR, Kimberley TJ, et al:Analysis of fMRI and finger tracking training in subjects with chronic stroke. Brain 125:773-788, 2002.
16) Abo M, Chen Z, et al:Functional recovery after brain lesion: contralateral neuromodulation: an fMRI study. Neuroreport 12:1543-1547, 2001.
17) Abo M, Yamauchi H, et al: Behavioural recovery correlated with MRI in a rat experimental stroke model. Brain Inj 17:799-808, 2003.
18) Abo M, Suzuki M, et al: Influence of isoflurane concentration and hypoxia on functional magnetic resonance imaging for the detection of bicuculline-induced neuronal activation. Neurosignals 13:144-149, 2004.
19) Takata K, Yamauchi H, et al: Is the ipsilateral cortex surrounding the lesion or the non-injured contralateral cortex important for motor recovery in rats with photochemically induced cortical lesions? Eur Neurol 56:106-112, 2006.
20) Abo M, Yamauchi H, et al:Facilitated beam-walking recovery during acute phase by kynurenic acid treatment in a rat model of photochemically induced thrombosis causing focal cerebral ischemia. Neurosignals 15:102-110, 2006-2007.

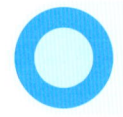

4 集中的作業療法のオーバービュー

1）集中的作業療法の現状—CI療法のこれまで

　上肢麻痺という機能障害を"治す"ために，麻痺側上肢に集中的かつ積極的にアプローチしていく対処法を集中的作業療法と称するのであれば，その最たるものとしてConstraint-induced movement therapy（以下CI療法）が挙げられる．CI療法とは，原則として，活動時間（覚醒時間）中の90％にあたる時間で健側上肢を三角巾もしくはミトンで拘束して，同時に毎日6時間の麻痺側上肢訓練を2週間にわたって行うという治療法である．CI療法で行われる麻痺側上肢への訓練は，難易度の異なるいくつかの課題項目（shapingと称される）を提供して，これを段階的に強化・訓練していくというアプローチ法を取る．

　麻痺側上肢の強制使用を取り入れた上肢麻痺に対する治療的アプローチを，臨床的に初めて試みたのは，Wolfら[1]である．これに次いでTaubら[2]が健側上肢の拘束を行いながら，1日に6時間の訓練を10日間にわたって行うという現在のCI療法の原型ともいえるプロトコールを考案した．その後，いくつかの小規模な比較研究などでCI療法の有効性は述べられてきていたが，その有効性を決定づけたのが，2006年に結果が発表されたEXCITE（Extremity Constraint Induced Therapy Evaluation）研究である．これは，前述のWolfを主任研究者として行われた多施設共同研究であり，発症後3～9か月が経過した脳卒中後上肢麻痺患者222人を対象とした[3]．患者をおよそ100人ずつCI療法群と通常療法群とに二分して，それぞれに2週間の介入を行い，その後1年間の経過観察を行った．結果として，WMFT（Wolf Motor Function Test）およびMAL（Motor Activity Log）で評価された麻痺側上肢運動機能は，介入直後においてはCI療法群で改善が有意に大きく，この両群間の差異は治療後1年経った時点でも有意に認められた．この報告をふまえて，本邦の「脳卒中治療ガイドライン2009」では，CI療法は「推奨レベルグレードB」として位置づけられている（グレードAでない理由

は，その対象が比較的軽度の上肢麻痺症例に限られるという点などであろうと推察されるが，現状として，グレードAにすべきとの意見も少なくない）．

　ここで，一つ理解しておくべき重要な概念として，learned non-use（学習された不使用）という言葉がある．これは，脳卒中後に上肢麻痺が発生した際にみられる「上肢運動についての廃用症候群」とも考えることができる．すなわち，ひとたび上肢麻痺が生じると，患者はその上肢を使うことをむしろ避けるようになり（不使用を学んでしまい），非麻痺側上肢で用を足そうとする．そうすると麻痺側上肢の運動機能は廃用性の機序で二次的にさらに低下するという悪循環が生じてしまう．逆に，上肢麻痺が生じても，積極的に麻痺肢に対するリハビリテーションを続けていれば，learned non-useは生じにくいはずである．CI療法が上肢麻痺を改善させる機序の一つとして，このlearned non-useの解消（治療）が挙げられている．

　しかしながら，CI療法による治療効果発現のメカニズムとしては，このlearned non-useからの回復だけではなく，いわゆる大脳での機能的再構築を間違いなく誘起するという報告もすでに存在している．LieportらはTMSマッピングを用いて，Dongら[4)5)]は機能的MRIを用いて，CI療法による大脳の機能的再構築の発生についての検討を行っている．そして，そのいずれもが，CI療法による麻痺側上肢の運動機能の改善に伴って，病側大脳の神経活動が亢進していたことを明らかとした．つまり，別に記したように，脳卒中後上肢麻痺に対して健側大脳に適用される低頻度TMSが，病側大脳（特に病巣周囲組織）の神経活動を促進させるのと同様に，CI療法もやはり，病側大脳の神経活動を亢進させることでその効果を発揮しているのである．私たちはNEUROとして低頻度TMSと（CI療法を修正した）集中的作業療法を併用することとしたが，これはそのメカニズムの類似性から考えても，非常に理にかなったものであると思われる．

2) CI療法の課題

　ここまでで述べたように，その臨床的有用性は確固たるものとして確認されたCI療法であるが，現在までのところ本邦では，一般的な治療法とはなり得ていない．実際には，限られた施設でしかCI療法は導入されておらず，しかもそのような施設においてさえ，対処できる患者数は大きく制限されているようである．これは，CI療法の密な治療スケジュールを患者が躊躇すること，個別訓練を提供する作業療法士のマンパワーが不足していること，現行の医療制度では「CI療法は労多くして見返りが少ない治療」と見受けられていることなどによっていると思

われる．やはり，6時間の個別訓練というのは，それを行う患者に身体的・精神的ストレスがかかるのみならず，これほどの長時間を一人の患者に連日供給するというのは，病院側・療法士側のマンパワーの面から考えても，決してたやすいものではない．これに関する非常に興味深い報告として，Pageらが行った質問紙（アンケート）による検討がある[6]．彼らは，208人の脳卒中患者と85人の理学・作業療法士を対象としてアンケート調査を行い，CI療法に対する印象・考え方を調査した．結果として，68％の患者が（CI療法の有効性を認めながらも）CI療法を受けることを望んでおらず，その理由として大半の患者が，健側上肢拘束時間の長さ，1日当たりの訓練時間の長さなどを挙げていた．また，療法士の68％も「CI療法を導入することは困難なことである」との印象をもっており，患者が治療を嫌がる可能性，治療の安全性（患者に負担をかけるのではないか），療法士のマンパワー不足などをその理由として挙げていた．このように，CI療法は，その密で厳しい訓練スケジュールによって，上肢麻痺の改善効果をもたらしていると考えられるが，同時にこれが，CI療法が広く導入されるに至らない最大の原因となっているのが現状なのである．

3）NEUROのために当科で考案した集中的作業療法

このようなCI療法の問題点に対する解決案として，本邦の道免ら[7]のグループは，訓練時間を1日5時間（午前2時間，午後3時間）として本療法を行っている．また，前述のPageら[8]のグループは，健側上肢の拘束は1日5時間を週5回，30分間の麻痺側上肢の訓練を週に3回とした治療プロトコルを，外来でも導入可能なmodified CI therapyとして紹介した．このようにCI療法のfeasibility（実現性）を高めるには，その健側上肢拘束時間と訓練時間の短縮がまず検討されるべきものとなるといえよう．

そこで，当科ではこれらの点をふまえて，NEUROのための集中的作業療法プログラムを独自に考案するに至った．詳細は別項で記すが，私たちは低頻度TMSを併用するという前提のもとで，個別作業訓練の時間を1日2時間（1時間×2回／日）のみとし，これとは別に患者による自主トレーニングの時間を毎日2時間（1時間×2回／日）設けるようにした．これによって，治療者側のマンパワー不足を解消できるのみならず，患者個人への訓練から受ける負担も軽減することが可能となり，治療者側からみても患者側からみてもfeasibilityを向上させることができるのではないかと考えたのである．TMSを併用することによって，オリジナルのCI療法と比して，より高いfeasibilityをもつ作業療法プログラムであっ

4 集中的作業療法のオーバービュー

ても，CI療法と同等の治療効果が得られるのではないかと期待したわけである．

低頻度TMSの効果を最大限に発揮させるには，高いsafety, feasibility, efficacyを備えた集中的作業療法の提供が必要不可欠であることはいうまでもない．今後は，これら3つの要素がより高いレベルに至るように，必要があればさらなる訓練プログラムの改良を行っていきたく考えている．

〈参考文献〉

1) Wolf SL, Lecraw DE, et al：Forced use of hemiplegic upper extremities to reverse the effect of learned nonuse among chronic stroke and head-injured patients. Exp Neurol 104: 125-132, 1989.
2) Taub E, Miller NE, et al：Technique to improve chronic motor deficit after stroke. Arch Phys Med Rehabil 74: 347-354, 1993.
3) Wolf SL, Winstein CT, et al：Effect of constraint-induced movement therapy on upper extremity function 3 to 9 months after stroke: The EXCITE Randomized Clinical Trial. JAMA 296: 2095-2104, 2006.
4) Lieport J, Bauder H, et al：Treatment-induced cortical reorganization after stroke in humans. Stroke 31: 1210-1216, 2000.
5) Dong Y, Dobkin BH, et al：Motor cortex activation during treatment may predict therapeutic gains in paretic hand function after stroke. Stroke 37: 1552-1555, 2006.
6) Page SJ, Levine P, et al：Stroke patients' and therapists' opinions of constraint-induced movement therapy. Clin Rehabil 16: 55-60, 2002.
7) 道免和久（編）：CI療法 脳卒中リハビリテーションの新たなアプローチ. 中山書店, 2008.
8) Levine P, Page SJ：Modified constraint-induced therapy: a promising restorative outpatient therapy. Top Stroke Rehabil 11: 1-10, 2004.

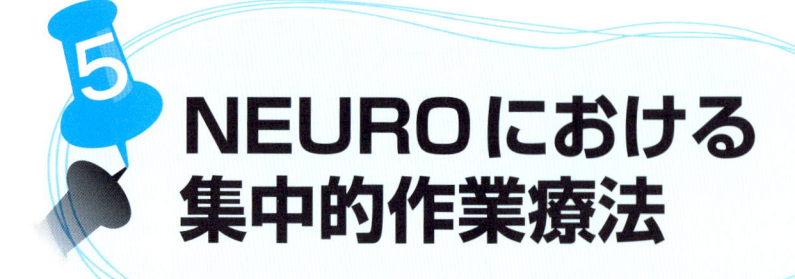

第Ⅳ章 慈恵医大方式 rTMS＋集中的作業療法（NEURO）の考え方

5 NEUROにおける集中的作業療法

　ここでは，随意運動のメカニズムとそれが障害されたときの回復過程，一般的に今まで行われてきた脳卒中後上肢麻痺に対するリハビリテーションを述べる．また，私たちは，上肢運動機能回復を目指し，特に分離運動を引き出すことに焦点をあてた，NEUROにおける作業療法プログラムを考案したので紹介する．

1）随意運動のメカニズムとそれが障害されたときの回復過程

a. 運動に関与する神経系

　脳神経系障害を原因とした上肢麻痺に対するニューロリハビリテーションについて考えるとき，運動に関与する神経系の理解が必要である．

　運動系は，神経系のうち全身の運動にかかわる部分をさすが，これは一次運動野から発して随意運動をつかさどるとされる錐体路（皮質脊髄路）と，その他の錐体外路系に大きく分けられる．

　たとえば，手を動かすという指令は，大脳皮質の中心前回にある一次運動野から出力され，運動性ニューロンの下行に伴い放線冠→内包→大脳脚（中脳）→橋底部→延髄錐体の順に達する．この延髄錐体レベルで大部分の神経線維は対側に交叉，その後は外側皮質脊髄路を下行して，脊髄のいろいろな高さで前角細胞に連なりシナプスを形成する．そして最終的には，前角細胞の興奮が軸索を介して筋収縮を生じさせることとなる．同時に皮質脊髄路は，視床，頭頂葉，運動前野，補足運動野などからの入力によって制御を受けており，随意運動では特に対側の遠位筋である手指の運動などに関与しているとされている[1,2]（図1）．また，図2のように，皮質脊髄路の一部（全体の約10～20％）は，延髄錐体で神経交叉をすることなく同側の前皮質脊髄路を形成，下行しながらいろいろな高さで交叉をして反対側の前角細胞に連なる[3]．この非交叉性線維は，頭頸部を除く全身の骨格筋に分布し，体幹筋や上下肢近位筋の一部を支配している．つまり，交叉をする

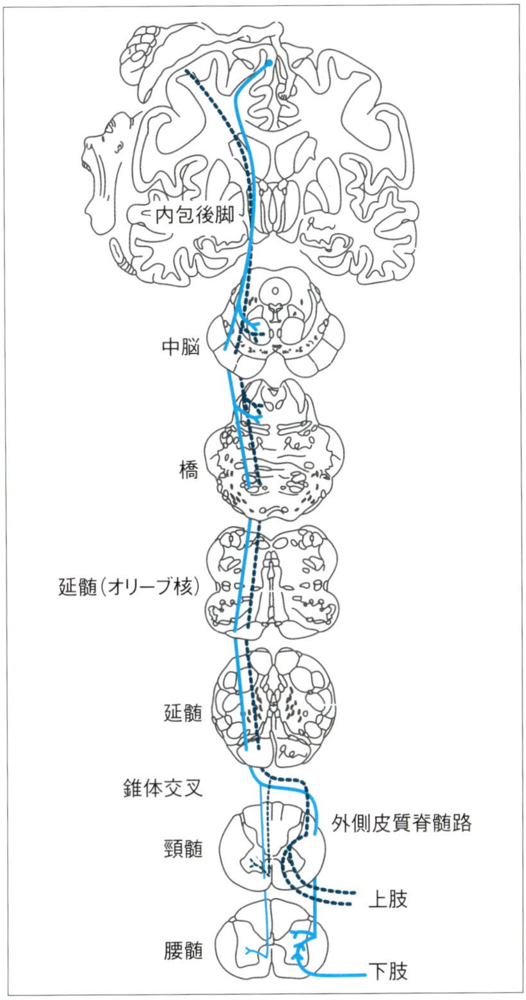
内包後脚
中脳
橋
延髄(オリーブ核)
延髄
錐体交叉
外側皮質脊髄路
頸髄
上肢
腰髄
下肢
図1　運動野地図と皮質脊髄路

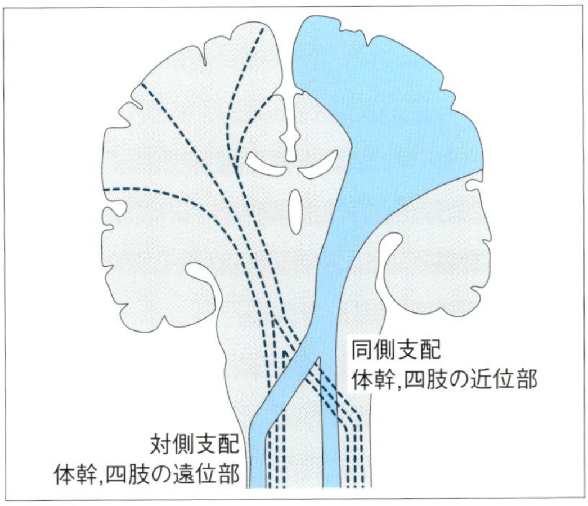
同側支配
体幹,四肢の近位部
対側支配
体幹,四肢の遠位部
図2　機能回復と運動性下行路

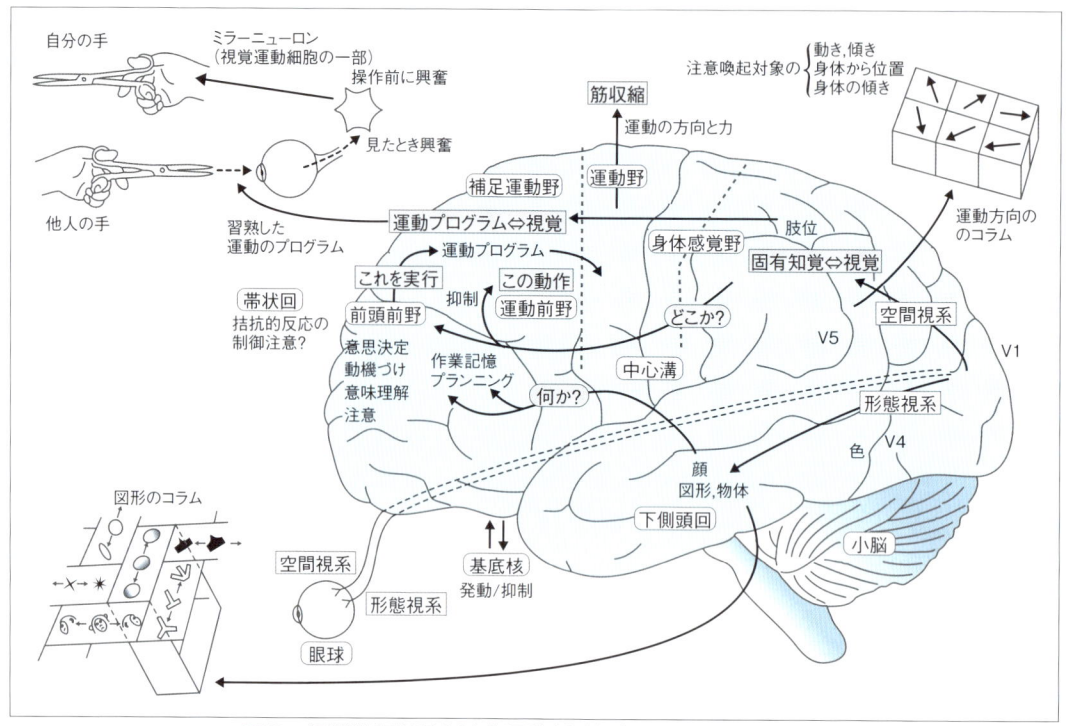

図3 視覚情報処理と随意運動（文献2）より一部改変引用）

神経線維の多くは上下肢の遠位部を支配しており，交叉をしない神経線維の多くは上下肢の近位部を支配していることとなる．この支配パターンの相違は，リハビリテーションの進め方を考えるときに重要となる[3]．

b. 随意運動のメカニズム

それでは，随意運動を行う際には，これら神経系はいかなる働きをしているのであろうか．

随意運動を開始するプロセスとして，まず最初に意思や目的の決定および運動のプログラミングが行われる．運動のプログラミングは，前頭前野，運動前野および補足運動野で行われるが，これは運動開始の約0.8秒前からみられる広範な陰性緩電位（運動準備電位）の皮質運動野への出現によって開始される．運動開始に必要とされる意思決定には，大脳辺縁系などが関与しており，目的に適した過程が大脳基底核で進められると考えられている[2]．

プログラミングに続いて，実際の運動が引き起こされるときには，外部環境との相互作用を正しく認識する必要が生じる．つまり，運動を行うときには，外部

環境やその変化を正しく把握して動作に反映することとなる．外部環境からの広範な情報は，まず大脳連合野で整理され，この整理された情報は高次運動野に送られ，そこから一次運動野に情報が伝えられる．このようなプロセスを経て，認知と行動の整合性がもたらされ，発現する運動に意味と目的が備わることになる[2]．これについて川平ら[2]は，「目の前に置かれたはさみを使うとき」を例に挙げて，視覚的情報処理過程から随意運動に至る神経メカニズムを図3のごとく推測している．一次視覚野で処理される視覚情報として伝わったはさみの形と色などの形態は側頭葉で，はさみの位置や動きは頭頂葉（頭頂連合野）で処理される．次いで，処理された情報は側頭葉，頭頂葉から前頭前野に伝えられ，そこで「はさみを使う運動プログラム」の開始命令が出される．このプログラムに従い，一次運動野が運動方向や筋力などの調整をし，この指令が神経興奮として脊髄前角細胞に伝えられて，意図した随意運動が出現することになる．なお，小脳は目標とした運動ができるようにプログラムを調整する役割を担っており，意図した運動と実際に生じた運動の誤差を補正する働きをしている．

c. 大脳の機能回復機序

このように緻密に作り上げられたヒト大脳における運動系であるが，脳卒中や頭部外傷が発生すると，その機能を失うこととなる．しかしながら，急性期治療やリハビリテーションが功を奏すると，徐々に機能回復がみられる．

脳卒中によって生じた片麻痺などの運動障害の機能回復過程は，神経学的回復と機能的回復とに分けて考えられることが多い．神経学的回復とは，一時的に機能が抑制されていた部分が，比較的発症後早期に本来の機能を取り戻すことで運動機能が回復することをいう．たとえば，脳卒中の発症直後に浮腫や局所脳血流の低下によって生じた障害の回復がこれに相当する．一方，機能的回復とは，障害を免れた別の神経回路がその働きを代償することによって，再びその運動機能が出現することをいう[4]．これは，梗塞周辺の無傷な部分や，さらに離れた非障害側半球の皮質運動野においても起こり得る変化であり，潜在的メカニズムとしては，細胞興奮性の変化や新たなシナプス結合の発達，既存の結合のアンマスキング，抑制の解除や活動依存的なシナプスの変化が含まれている．これらメカニズムは，脳の可塑性発現にも深く関与していることが示唆される[5]．

d. 運動麻痺の回復過程

Brunnstrom stage（Br. stage）[4]（表1 a～c）にみるように，脳卒中を原因として片麻痺が生じた場合，その回復過程は定型的であることが一般的に認識され，麻痺の回復程度の判定基準は筋緊張の程度，共同運動および分離運動の出現程度

第Ⅳ章 慈恵医大方式 rTMS＋集中的作業療法（NEURO）の考え方

表1a　Brunnstromによる回復ステージ分類—基本概念

Stage Ⅰ	随意運動が見られない．筋は弛緩性である．
Stage Ⅱ	随意運動あるいは連合反応として，共同運動がわずかに出現した状態．関節の動きにまでは至らなくてもよい．痙性が出はじめる．
Stage Ⅲ	随意的な共同運動として関節の運動が可能な段階．痙縮は高度となる．
Stage Ⅳ	共同運動パターンが崩れ，分離運動が部分的に可能になった状態．
Stage Ⅴ	さらに分離運動が進展した状態で，stage Ⅳよりも複雑な逆共同運動の組み合わせが可能となる．しかし，一部の動作には相当な努力が必要である．
Stage Ⅵ	分離運動が自由に，速く，協調性をもって行える状態．諸動作は正常あるいは正常に近い．痙縮は消失するかほとんど目立たない．

表1b　上肢（肩，肘）のBrunnstromによる回復ステージ

Stage Ⅰ	随意運動なし（弛緩期）．
Stage Ⅱ	基本的共同運動またはその要素の最初の出現，痙縮の発現期．
Stage Ⅲ	基本的共同運動またはその要素を随意的に起こし得る，痙縮は強くなり，最強となる．
Stage Ⅳ	痙縮は減少しはじめ，基本的共同運動から逸脱した運動が出現する．①手を腰の後ろに動かせる．②上肢を前方水平位に上げられる．③肘90度屈曲位で，前腕の回内・回外ができる．
Stage Ⅴ	基本的共同運動から独立した運動がほとんど可能．痙縮はさらに減少する．①上肢を横水平位まで上げられる（肘伸展，前腕回内位で）．②上肢を屈曲して頭上まで上げられる（肘伸展位で）．③肘伸展位での前腕の回内・回外ができる．
Stage Ⅵ	分離運動が自由に可能である．協調運動がほとんど正常にできる．痙縮はほとんど消失する．

表1c　指のBrunnstromによる回復ステージ

Stage Ⅰ	弛緩性．
Stage Ⅱ	指屈曲が随意的にわずかに可能か，またはほとんど不可能な状態．
Stage Ⅲ	指の集団屈曲が可能．鉤型握りをするが，離すことはできない．
Stage Ⅳ	横つまみが可能で，母指の動きにより離すことも可能．指伸展はなかば随意的に，わずかに可能．
Stage Ⅴ	対向つまみpalmar prehensionができる．円筒握り，球握りなどが可能（ぎこちないが，ある程度実用性がある）．指の集団伸展が可能（しかしその範囲はまちまちである）．
Stage Ⅵ	すべてのつまみが可能となり，上手にできる．随意的な指伸展が全可動域にわたって可能，指の分離運動も可能である．しかし健側より多少拙劣．

の3つの要素で構成されている．

　まず，脳卒中の発生によって錐体路が障害された場合，下位中枢プログラムが上位中枢プログラムから切り離される．発症直後においては，すべての随意運動および腱反射が消失，筋緊張も低下して弛緩性麻痺の状態に陥る．次いで，最初

の回復過程として連合反応が出現する．連合反応とは，痙性の指標となる病的な運動で，痙性がみられるときにさらなる努力によって起こり得ると定義されている．連合反応は一般的に，非麻痺側の強い筋収縮によって麻痺側のほぼ同じ部位に筋収縮が生じるものが代表的であり，あくびやくしゃみなどによっても出現することがある．連合反応に続いて共同運動がみられるようになる．これは，異常かつ原始的な運動と考えられており，随意的ではあるが同じ運動しかできないことから，なかば不随意ともいえる．片麻痺患者は，上肢では屈筋共同運動パターン，下肢では伸筋共同運動パターンが優位にみられるが，これらは病変より上位の運動中枢からの解放現象であると考えることもできる．随意的な共同運動がみられはじめる頃，筋緊張は亢進し痙縮が最強になる．そして，痙縮が減少しはじめる頃，基本的共同運動から逸脱した分離運動が出現し，個々の運動パターンが可能になる．最終的に，随意運動はより選択的でスピードのある運動へと変化していく．

しかしながら，すべての患者がこのようなパターンで回復を遂げるわけではなく，回復過程のある時点をもって回復が止まってしまい，麻痺側上肢がいわゆる廃用手レベル，補助手レベルにとどまり，実用的に用いることができなくなることもある．福井[6]が述べているように，脳卒中によって上肢麻痺が出現した場合，Br. stage Ⅵまで回復するのは，発症直後にBr. stage Ⅲ～Ⅳレベルが保持されている不全麻痺か，発症後1～3か月の間に上肢，手指ともにBr. stage Ⅴになっていることが必要である．また，補助手以上のレベルに達するためには発症後4か月以内に上肢，手指ともにBr. stage Ⅳ以上の段階に入ることが必要である．そして，発症後，4か月経過して，上肢，手指のいずれかがBr. stage Ⅳに達しないときは廃用手に終わるという臨床的特徴があるとされている．

e. 脳卒中患者の障害像

脳卒中患者は，発症したときから身体の左右感覚がまったく異なるという状況に混乱し，健側と患側の間の相互作用がまったく働かないようになる．そして，多くの場合，時間の経過とともに筋緊張が亢進しはじめ，ついにはいわゆる痙性麻痺を呈するようになる．このような患者に対し，急性期からの麻痺側上肢へのアプローチが希薄になると，視覚や体性感覚など外部からの感覚情報としての刺激は入りにくくなり，不動→感覚入力低下→無視傾向→不適応活動→連合反応増強→浮腫，腫脹，痛みの出現→不動→さらに感覚入力低下といった悪循環に陥ることになる．また，関節拘縮や筋の短縮が起こり，痛みが誘発されて感覚障害がさらに増悪，非対称姿勢で努力的な活動を余儀なくされるようになり，麻痺側上肢で動作を遂行することが非効率的であるとの認識をするに至ってしまう．一方，

非麻痺側上肢主体でのADL動作を効率的であると学習することになり，麻痺側上肢がADLに参加する機会がより一層なくなってしまう．このような悪循環が生じるために，患者が「麻痺側上肢を使って何かをしたい」と思うようになったときには，すでに廃用手となってしまっていることが大きな問題である[7]．

たとえば，片麻痺患者において上肢筋近位部の筋緊張が低下している状態の場合，患者が中枢部を動かそうとした際などに，実際には近位部の運動が意図したように出現できず，逆に遠位部の筋緊張がよけいに高まってしまうことがしばしば見受けられる．このように連合反応を増強させてしまうという，脳卒中片麻痺特有の動作パターンが定型化されてしまうと，随意運動を促す際に大きな障害となってしまう．

つまり，脳卒中後の片麻痺患者に対するリハビリテーションにおいては，効率的であると学習された非麻痺側による代償動作が習慣化することによって形成された，麻痺側上肢の使用頻度を減少させるという悪循環と，誤った動作パターンの構築を解消していくことが望まれるわけである．

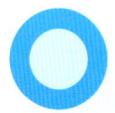

2) 脳卒中後上肢麻痺に対するリハビリテーションのこれまで

a. 上肢麻痺に対する作業療法が目指すもの

上肢麻痺に対する作業療法としては，できることならすべての症例で実用手を獲得できるように介入を行うわけであるが，そのアプローチ法は一つではない．たとえば，まず肩と肘の共同運動の分離が出現し徐々に遠位部へと，特に手指のうち，母指・示指・中指の個々の動きが回復してきた患者に対しては，リハビリテーションプログラムにおける訓練比重を中枢部中心から末梢部中心へと，その機能回復に伴って変化させていくこととなる．これに対して，手指の分離が良好であるにもかかわらず，肩や肘など中枢部の随意性が低い患者では，先に中枢部の随意性・支持性を上げる介入を行うことで実用手の獲得を目指すべきである．ただし，すべての症例で実用手レベルまでの回復が望めるわけでは決してなく，たとえば，急速に手指の痙性が高まってくる症例においては，その機能回復が乏しいとされており，いわゆる実用手を獲得することは非常に困難となる．

また，上肢麻痺の機能回復は，基本的に損傷範囲の大きさに依存している．損傷を免れた運動野皮質や運動性下行路が多いほど，上肢機能を回復させる新たな神経路の再建かつ強化がより容易となる[3]．麻痺の回復の程度については，罹病期間が短く，麻痺肢の感覚障害が軽度で，いわゆる阻害要因（肩の痛み，関節拘縮，痙性，不随意運動，高次脳機能障害など）が少ないほど大きいことが知られ

ている．よって，作業療法のゴール，つまりどのレベルの上肢機能の再獲得を目指すべきかを考えるときには，脳における損傷の程度や阻害因子についても考慮することが必要となる．

b. これまでの脳神経系障害に対する作業療法

従来では，脳卒中などの中枢神経障害によって上肢麻痺が生じた場合，再生することのない神経細胞や組織に由来する麻痺側上肢への働きかけは，意味のない非科学的手法とみなされており，「麻痺側上肢の機能障害回復」を目指した作業療法は積極的になされないのが一般的であった[8]．そして，非麻痺側上肢を訓練することで，できるだけ早期より日常生活能力を再獲得できるようにすることが目標であり，リハビリテーションの本質であると主張されていた．たとえば，いわゆる利き手交換などは，その最たるものであり，利き手交換を行うということは，その時点において，麻痺側上肢が実用的に回復するという期待は乏しいことを意味していた．

また，本邦におけるリハビリテーションの現状としては，社会の高齢化に伴う医療改革の流れから入院期間の短縮が叫ばれるようになったこともあり，早期のADL自立が強く求められるようになってきている．したがってセラピストも，麻痺側の機能障害にアプローチするより非麻痺側上肢を使ってのADL自立を重視せざるを得ないようになっている[7]．

c. 工夫された上肢麻痺に対する介入方法

上記のような意見に対する異論として，新たな介入方法が開発・検討されはじめてきている．これらはいずれも，「上肢麻痺の運動障害そのものを軽減させること」で患者の能力障害，社会的不利を減らしていこうという考え方に基づいている．すなわち，なかば諦められていた麻痺側上肢機能に対して，機能予後予測以上の改善を獲得し，生活の中で参加できるように再び挑んでいく試みである．ここでは，特にconstraint-induced movement therapy（以下CI療法）と促通反復療法について述べることとする．

①CI療法

CI療法[9]は，Taub[10]らの知見に基づいたうえで，Wolf[11]らにより脳卒中後の麻痺側上肢に対する集中的・強制的使用訓練として開発された．

CI療法による機能回復のメカニズム[12]としては，①学習性不使用（learned non-use）（**図4**）の克服と，②麻痺側上肢の再使用による病側大脳の可能性（use-dependent plasticity[13]）と機能的再構築（**図5**）が挙げられている．なお，ここ

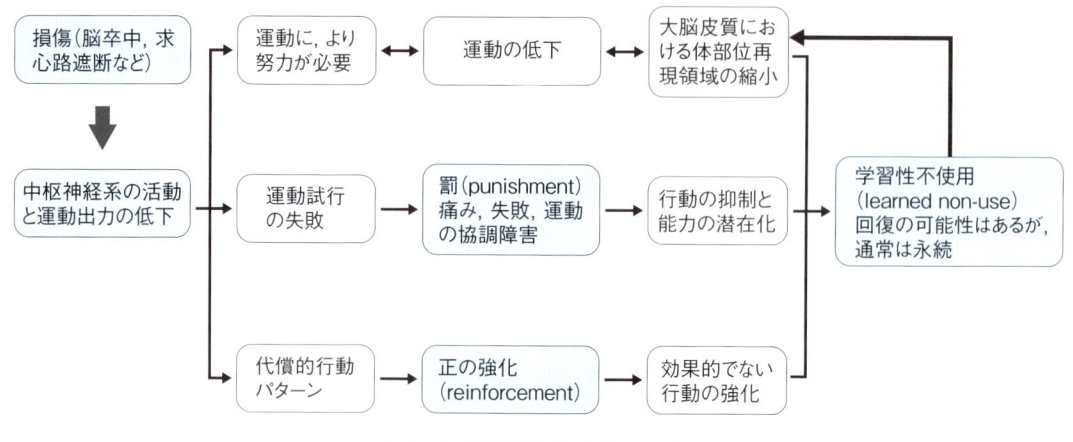

図4 学習性不使用のメカニズム

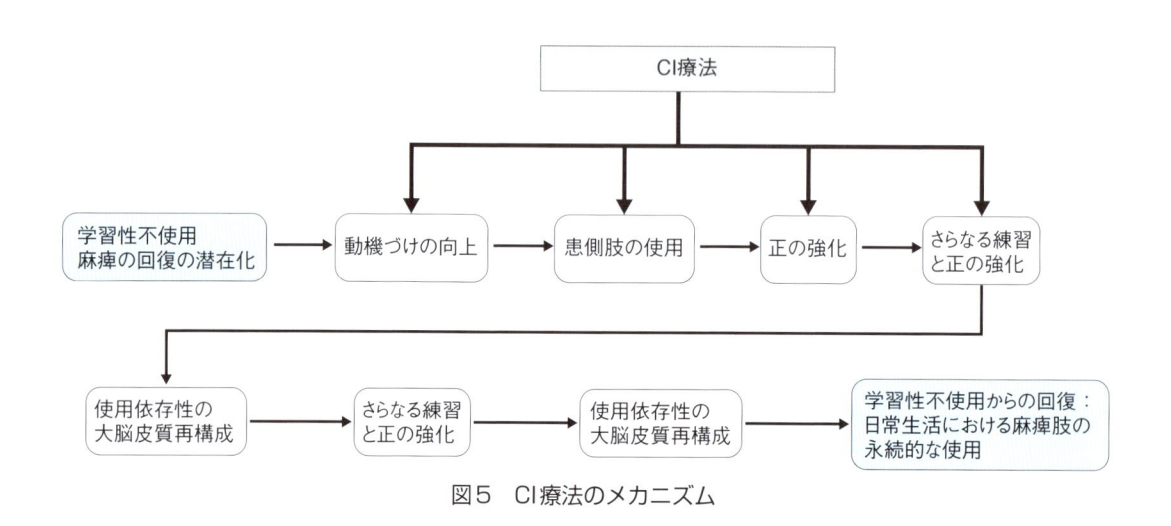

図5 CI療法のメカニズム

でいう学習性不使用とは，"不使用"という現象のすべてが，必ずしも"学習されたもの"ではない可能性が大きく，運動野の損傷による運動出力低下，運動試行の失敗，皮質における体部位再現領域の縮小など，広義にわたるもののことであり，CI療法の広まりとともに認識度が高まっている言葉である．

②促通反復療法

本邦の川平[3]によって考案された促通反復療法は，促通手技を積極的に介入させることで随意運動を実現し，それを反復することによって随意運動に必要な神経路を再建かつ強化することを目的とした神経路強化的運動療法である．本療法は，「脳卒中治療ガイドライン2009」においても，推奨レベルC1として広く知られるようになってきている．

川平は，片麻痺の回復において，意図する運動を発現させるためには「誤りなき学習」と同じ考え方が重要であり，再建かつ強化したい神経路にのみくり返し興奮を伝えることが大切であると述べている．学習によって脳内で記憶が形成される過程では，その学習に関与する情報処理系の神経回路でシナプスの伝達効率の向上と組織学的結合強化が生じるといわれているが，片麻痺の回復においても効率的な運動学習を用いることで，運動に関与する領域における神経路の再建と強化が期待できるとされている．

したがって，脳損傷によって失われた複数の筋群を順序よく収縮させる機能（運動プログラム）を再獲得するには，患者が運動パターンを実現したいという意思と努力，セラピストによる促通手技などが同時に作用することが必要である．また，くり返し運動を行うことにより特定の神経路や神経細胞が興奮し，その運動プログラムを最も効率的に記憶させることが可能であると考えられている．

3）NEUROにおける随意運動を引き出すための作業療法プログラム

a.NEUROにおける集中的作業療法の位置づけ

NEUROにおける集中的作業療法は，作業療法士との一対一訓練である個別訓練と，自主トレーニングからなる．訓練前評価において，運動麻痺に対しては，それが「できない」のか，learned non-useとして「できるのに用いない」のかを慎重に判断したうえで各患者の状態に沿った個人的介入を目指す．また，訓練中は，患者の能動性を重視し，動作環境や文脈を巧みに訓練に取り入れるように心がけ，担当の作業療法士が随時促通手技を用いることで個別訓練を進めていくようにする．

たとえば，慢性期脳卒中片麻痺患者の典型的な臨床像を先にも述べたが，中枢部の低緊張により，努力的な動作をくり返した結果，末梢部の筋緊張が亢進し，分離運動を阻害している場合がある．このような状態で，作業療法士が近位筋の運動障害を軽視して遠位筋による運動を患者に要求すると，単に患者を力ませるだけに終わってしまうことがしばしばである．これに対し丹羽[2]は「患者が自分本位に努力性に訓練すると，結果的に回復を阻害する可能性があるため，ある程度の技術と知識をもった専門家の介入が必要である」と述べている．さらに「患者が思うとおりの運動が実現するように，治療者がうまく操作することこそが促通手技である．そして，適切な促通手技を反復することで，患者の中枢系に意図した運動の実現に必要な神経路が活性化され，目標の運動性下行路が強化されるであろう」としている．このように「適切な分離運動を促すためには作業療法士

による個別介入が必要」という考えを重んじて，個別訓練においては，患者の訓練・学習を援助する姿勢を大切にしながら，セラピストが介助を行うhands-onから，徐々に介助をはずしhands-offへと段階的につなげていくような治療スタンスを意識している．

なお，CI療法は自主訓練が中心であり，患者は試行錯誤をくり返しながら，麻痺肢を少しでも意図どおりに動かす方法をみつけ習得するという選択的な学習を求められ，「誤りなき学習」とは異なっている．そして，訓練でのセラピストの役割は，項目の選択と口頭中心の適切なフィードバックを提供することが中心である．確かにCI療法はすでに有効性が認められている治療的介入であるが，ここで挙げたCI療法の特徴は，同時にNEUROにおける集中的作業療法との相違点ともなっている．

b. NEURO対象患者における治療前の臨床像

NEURO対象の大多数の患者は，脳卒中片麻痺特有の動作パターンをすでに構築してしまっており，本来であれば使えるかもしれない機能があるにもかかわらず，その使い方を会得していない（あるいは忘れてしまっている）．これより，残念なことに，生活場面における麻痺側上肢の参加が乏しくなり，長期におよび非麻痺側上肢主体の生活を余儀なくされてきている．

このような背景があるためか，NEURO対象患者においては（脳卒中後上肢麻痺の患者全般においてもそうであろうが）共通して，上肢の長さや全身の相対的な位置関係の認識に歪みをもっており，身体図式があいまいとなっている人が非常に多いとの印象がある．さらには，「麻痺側上肢の存在そのものが患者の意識から忘れられている」ことに気づいていない患者とも少なからず遭遇する．患者から「麻痺側上肢の運動イメージが湧かない」「麻痺側上肢の動かし方がわからない」「麻痺側上肢の使い方を忘れてしまった」などという言葉をよく耳にするのは，患者自身が長期にわたって麻痺側上肢を使う機会を失ってしまっていたことが大きな原因の一つであろう．

また，患者が，意図した筋肉だけを動かそうと努力すればするほど，それ以外の筋肉も（分離できないために）収縮してしまい，連合反応の増強が出現してしまう．感覚系と運動系の両者は，そのいずれを欠いても十分に機能できないこととなるが，筋緊張が亢進した状態では，感覚を覚えることが一層困難となるため，より強い刺激を求め，連鎖的にさらに筋緊張が亢進するといった悪循環を招く．結果的に，意図した運動が達成されなくなってしまうのである．したがって，集中的作業療法では，この悪循環を断ち切ることにも配慮をする必要があると考えた．NEUROにおける集中的作業療法は，この点に配慮したプログラムとなっている．

表2　NEUROにおける作業療法プログラム－基本概念

1. 日常的な動作を,少なからず含んでいること.
2. 個々の動作それぞれが,目的をもっていること.
3. 粗大動作・巧緻動作・複合動作のいずれをも含んでいること.
4. 訓練の焦点を当てる身体部位が明確となっていること.
5. 段階的に介入させていくことが可能であること.
6. 退院後に自宅でも自主トレーニングとして継続できる内容を多く含んでいること.

c. 実際の作業療法プログラム

　ニューロリハビリテーションを効率よくかつ効果的に行うには,訓練量,課題志向的（task-oriented）な動作を含めた訓練内容,訓練環境が重要だといわれている[14)15)].特に課題志向的な訓練量を多くすることで,脳機能の再構築が推進されると考えられている.これは,亜急性期から慢性期における主要な機能回復過程は,神経メカニズムの使用依存的再組織化であるという考えによっている.

　私たちは,Taubや佐野らによって作成されたshaping項目を参考として,適宜作業療法士が項目を検討・追加しながら,15日間にわたるリハビリテーションプログラムを作成・遂行している.各訓練項目はいずれも表2に示した条件をすべて満たしたものになるように工夫した.

　NEUROにおいては,慢性期脳卒中患者の身体的特徴や動作パターンを考慮したうえで,通常は図6に従い訓練を進めている.別に述べたようにNEURO対象患者では中枢部の低緊張と末梢部の不自然な高緊張による運動パターンが見受けられるため,まず中枢部の促通を中心として粗大運動が多くを占める訓練の介入を開始する.次いで,中枢部の支持性が徐々に向上するにつれて,末梢部の促通訓練の割合を徐々に高めていく.そして,手関節の随意運動がある程度獲得された時点で,ADL訓練や物品操作訓練を含めた複合動作訓練を加えていくようにしている.なお,当科では,入院前に患者にアンケートを行うことで患者の希望・ニードを把握し,入院の時点でそれが可能であるか否かを判断する.そして,可能であると判断された場合は,そのニードにつながることを念頭に置いて粗大動作訓練,巧緻動作訓練を行い,最終的にニードと密接なつながりをもつ複合動作訓練にプログラムを進めていけるように考えている.また,複合動作訓練中には,場合によっては自助具の使用なども検討して,できるかぎりニードが達成されるように工夫をしている.

　最終的にNEUROが目指すことは,退院後の生活においても「麻痺側上肢を使

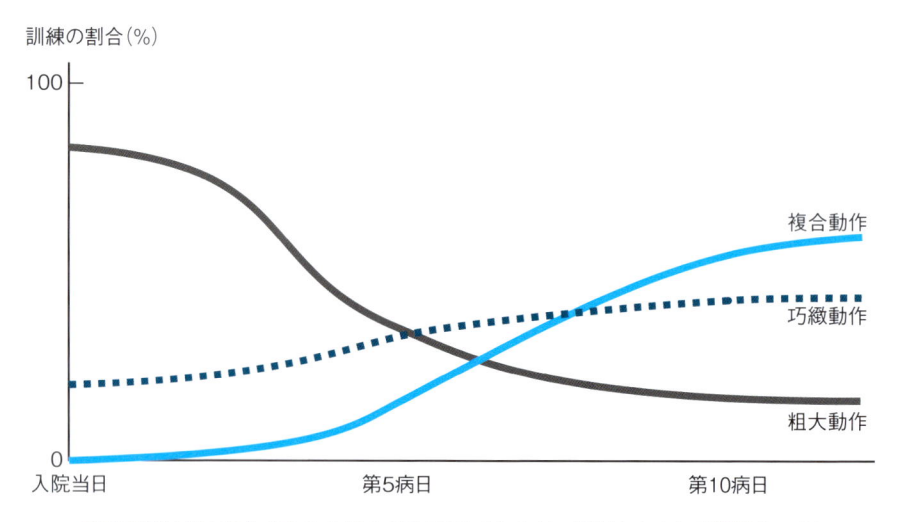

第Ⅳ章 慈恵医大方式 rTMS＋集中的作業療法（NEURO）の考え方

図6　2週間プログラムにおける訓練割合の変化

開始直後は粗大動作の占める割合が約80％であるが，経過とともに巧緻動作・複合動作の割合を増やし，後期では巧緻動作と複合動作が大半を占めるようにする．

い続ける」という習慣を患者に獲得させることである．2週間というNEUROの短期間のプログラムにおいて，その目標を達成するためには，まずは患者が最も必要としている動作，すなわちADLや趣味など，患者の生活において使用される頻度が高いと予測される動作の獲得に向け，段階づけたプログラム構成，自主トレーニングメニューの作成は必須である．一方，患者のニードを達成させることが厳しいと判断された場合は，作業療法士が獲得され得ると判断した動作を提案し協業するが，いずれにしても，退院後の生活につながるような介入を行うことが重要である．

①中枢部・末梢部の促通
（1）運動学習と留意点

　脳卒中片麻痺患者が麻痺側上肢を過度に努力して動かそうとすると，上肢全体の筋緊張が亢進してしまい，意図した随意運動が制限されてしまうことが多い．よって，緊張が高まってしまった筋群の筋緊張を低下させるように試み，不全麻痺筋の選択的収縮を患者に教え学習させる必要が生じる．神経経路の再構築につながる「誤りなき学習法」としての促通手技を有効なものとするためには，（ⅰ）患者が十分に知覚することのできない運動に対して言語的フィードバックを与える，（ⅱ）運動開始時には患者の手にセラピストの手を添えて運動を誘導して正しい運動パターンの感覚情報を提供する，（ⅲ）上肢屈筋群の筋緊張が亢進したときには屈筋群の十分なストレッチを行い運動を始める[4]，（ⅳ）正しい運動をくり返

表3　NEUROにおける促通法

1. 中枢部の促通法	臥位での肩関節の屈曲・外転
	臥位での肩関節屈曲
	臥位での肩関節の抵抗付き屈曲
	臥位での肩関節の外転
	臥位での肩関節の水平内転と外転
	臥位での肩関節の屈曲・内転⇔伸展・外転
	臥位での肩関節の屈曲・内転・外旋
	臥位での肩関節の屈曲・外転・外旋⇔伸展・内転・内旋
	臥位での肘の屈伸
	座位での前腕の回内・回外
2. 末梢部の促通法	座位での手関節背屈
	座位での前腕の回内・手関節の背屈・手指伸展
	座位での前腕の回外・手関節掌屈・手指屈曲
	座位での個々の手指の屈曲
	座位での個々の手指の伸展
	座位での個々の手指の屈曲・進展

し行うなどといったことに留意するべきであろう．

(2) 運動療法の進め方

　一般に，上肢を日常生活で実用的に使用するためには，物品を操作する手指機能とその上肢を挙上させるだけの肩の機能が必要となる．同時に，運動に伴う痛みを肩などに生じさせないよう，常に心がける必要がある．片麻痺患者の上肢挙上時の特徴として，非麻痺側へ重心を移動させ，背部の緊張を高め，肩甲帯の引き上げと後退によって努力的に目的動作を行うとする傾向がみられる．このような代償動作を助長させないようにしながら上肢の随意性を向上させるためには，まずは中枢部の随意性，支持性，耐久性を向上させる必要があると考える．具体的には，（ⅰ）肩を痛めない上肢操作を徹底する，（ⅱ）原則として中枢部の随意性がみられる部分から治療を開始する，（ⅲ）共同運動パターンの部分的な分離運動を促す，（ⅳ）運動で屈筋痙性が高まったら適宜筋緊張を調整することやストレッチや休憩を取り入れた後に運動療法を行う，（ⅴ）麻痺側上肢の運動に注視させ，意図したとおりの運動が発現できるようイメージを強くもつことを意識させる[3]，といったことに留意しながら訓練を進める．

(3) 運動療法の内容

　促通の試みとしては表3に示すように，一般的には，共同運動が出現しはじめた頃より臥位での肩関節屈曲の誘発から始めることが多い．そして，それに次いで肘の屈伸，前腕の回内外，手指の屈伸へと順に，回復の状態に応じながら複数の運動を並行して行っていくこととなる．ただし，麻痺の回復過程は，前述した

ように各人共通ではなく，実際には，麻痺の程度や回復パターンをみながら，患者各人に応じてプログラムの内容・進め方を決定する．

なお，訓練中に留意すべき注意点は，過度な努力を患者が試みないようにすることである．過度な努力は不必要な筋緊張の亢進を招くことがしばしばであるため，患者が運動開始を随意的に調整し，目的の筋のみに収縮を生じるようにセラピストは随時患者に声をかけ注意を促すようにする．換言すると，目的の筋のみに意識を集中できるように配慮せねばならない．以下に，NEURO対象患者に対して行っている促通方法の一部を列記する．

②複合動作訓練─「道具操作」で分離を促す

「ヒト」は道具の進化とともに文化を作りあげ，生活を営んできた．つまり，道具が使えるようになることは，ADL再建にとって重要な要素であり，生活の質の向上につながることとなる．そして作業療法士は，患者が「道具」を使用できるように治療を行っていくことも欠かせないものであり，それを患者のADLへ汎化させることも大きな役割となる[17]．物品操作に必要な機能について考えてみると，手関節が適切な運動性を伴った支持性を獲得できたときに初めて，指は十分な力量を発揮し，巧緻性に富んだ運動を行うことができるといわれている．

物品操作の過程では，「目の前に置かれたはさみを使うとき」の処理過程として前述したように，「はさみを使う視覚によって受け入れられた対象を知覚・認知する過程と，その目的とする環境に自己身体を合わせて方向性と運動性を協調的に働かせる過程」が重要である．しかしながら，多くの脳卒中片麻痺患者は，長期間にわたって，手を媒介にした外部環境との相互関係を経験する機会を失っている．結果的にその両者の過程をうまく賦活することができず，新しい戦略過程を試行錯誤の中から作り出し，非効率的な操作を遂行しようとしている場合が多く見受けられる．したがって，道具操作を取り入れた訓練では，皮膚感覚と運動感覚のそれぞれを含んだアクティブタッチを可能とする手の機能を確立させ，知覚情報の変化に追随する安定した姿勢のもとで，選択的な上肢機能の運動学習を経験していくことが非常に重要と考えられる[18]．よって，NEURO介入の際には選択すべき物品として，過去に慣れ親しんだものを提示したり，獲得したい動作で使用する物品に工夫を加えたりしながら，退院後の生活でも即座に応用できるような介入を心がけている．

d. NEUROにおける今後の課題

NEUROにおける今後の課題は，最適な治療期間や1日当たりの訓練時間，指導方法や患者の重症度による介入内容の違いなど，今後さらに症例を重ねること

で明らかにすべき点である．そして，NEUROのプログラムは，患者の思いや獲得したい動作に近づくための介入を大切にしながら考案された．したがって患者のニードである動作の再獲得につながる機能回復をより効果的かつ効率的に促進させる訓練内容を検討していくことが重要であり，ニューロリハビリテーションにおける作業療法の課題であろう．医療機関での機能訓練を切に望む患者に対して，患者の人生において最も必要とする趣味活動や，生活に根付く動作の獲得に向けて介入することで，退院後，患者が生活の中に自然とリハビリテーションを位置づけ継続していたということに，いつか気付いてもらうことができるような作業療法プログラムを検討していくことが大切であると考えている．

〈引用文献〉
1) 中村隆一，斎藤　宏，他：基礎運動学　第6版．医歯薬出版，2003．
2) 川平和美：片麻痺回復のための運動療法-川平法と神経路強化的促通療法の理論．医学書院，2006．
3) 丹羽正利：神経リハビリテーションと作業療法．OTジャーナル　43（4）：315-322, 2009．
4) 金子　翼（編）：作業療法学全書[改定第2版]　第4巻　作業治療学1「身体障害」．協同医書出版社，2006．
5) 潮見泰蔵，斎藤昭彦（訳）：脳卒中の運動療法-エビデンスに基づく機能回復トレーニング．医学書院，2004．
6) 福井圀彦，藤田　勉，他：脳卒中最前線-急性期の診断からリハビリテーションまで　第3版．医歯薬出版，2004．
7) 下里　綱，吉嶺　浩，他：脳卒中急性期作業療法における上肢機能への治療的介入．OTジャーナル　43（5）：452-456, 2009．
8) 鈴木恒彦：リハビリテーションにおける神経リハビリテーションの現在と意義．OTジャーナル　43（4）：304-314, 2009．
9) 道免和久（編）：CI療法-脳卒中リハビリテーションの新たなアプローチ．中山書店，2008．
10) Taub E：Somatosensory deafferentation research with monkeys:Implications for rehabilitation medicine.In:Ince LP（ed）．Behavioral Psychology in Rehabilitation Medicine:Clinical Applications. Baltimore:Willams&Wilkins, pp371-401,1980.
11) Ostendorf CG, Wolf SL：Effect of forced use of the upper extremity of a hemiplegic patient on changes in function.A single-case design.Phys Ther　61:1022-1028,1981.
12) 佐野恭子，道免和久：脳卒中患者の麻痺側上肢に対する集中訓練プログラム（CI療法）の実際．理学療法　24（12）：1541-1547, 2007．
13) 藤原俊之：脳卒中片麻痺．総合リハ　35（11）：1303-1308, 2007．
14) 原　行弘：脳卒中上肢に対する治療．総合リハ　37（8）：711〜717, 2009．
15) 宮口英樹：作業療法における神経リハビリテーションの「今」-認知運動療法の立場から．OTジャーナル　43（4）：333-342, 2009．
16) 衛藤誠二，川平和美：脳卒中の回復とTMSによるcortical mapping. Medical Rehabilitation　86：1-6, 2007．
17) 廣野真由美，大塚麻由美：中枢神経系疾患における道具操作．OTジャーナル　43（4）：377-381, 2009．
18) 井上　健：脳血管障害回復期における上肢機能への治療的介入．OTジャーナル　43（6）：592-598, 2009．

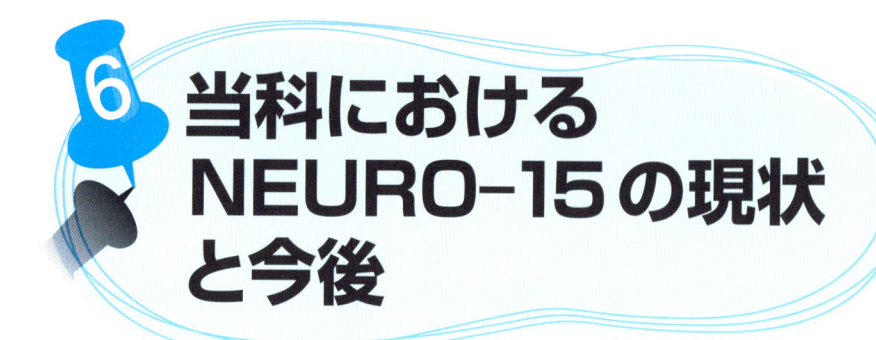

第Ⅳ章 慈恵医大方式 rTMS＋集中的作業療法（NEURO）の考え方

6 当科におけるNEURO-15の現状と今後

　先に記したように（本章1 NEUROとは参照），当科では2008年4月からNEURO-6を開始，2009年4月からは15日間のプロトコールであるNEURO-15を行ってきている．ここでは，NEURO-15を開始してからの最初の20症例における臨床経過（治療効果）を，その患者の背景を含めて紹介する．

NEUROの現状

NEUROを行った患者のさまざまな背景

　原則的にNEURO-15は，慢性期にある脳卒中後上肢麻痺患者を対象として行ってきている．最初の20症例の臨床的背景を表1に示すが，治療開始時の年齢は，19歳から76歳の範囲内にあり，平均年齢は56±12歳で，特に50歳代が7人と最多を占めていた．また，性別は男性が15人，女性が5人であり，原因疾患としては，脳梗塞が11人，脳内出血が9人であった．全例が上肢麻痺（11人が右上肢麻痺，9人が左上肢麻痺）を呈していたが，利き手が麻痺した症例は10人であった．発症からNEURO介入までの期間は，「原則的に発症後約1年以上が経過していること」を適応基準として設けていたこともあり，約9か月から約10年6か月（中央値3年4か月）となっていたが，発症後3年以内にある症例が半数以上を占めていた．本治療の適応基準は「手指のBrunnstrom stage（以下Br. stage）がⅢ～Ⅴの症例」となっているが，NEURO-15治療開始時における上肢麻痺の程度は，ステージⅤが7人，ステージⅣが5人，ステージⅢが8人という内分けであった．
　社会的背景としては，現在も仕事を続けている（すでに復職している）人が5人含まれていた．症例の居住地域は，私たちの施設が東京都にあるため，やはり関東地区在住の人が多かった．しかしながら，「どんな遠いところへ行ってでも，積極的治療を受けたい」との思いで遠方から来られた症例もあり，3人が九州地方，1人が中国地方在住の人であり，海外在住にもかかわらず，わざわざこの治

療を受けるために一時帰国された人もいた．

　すべての症例は，自らこの治療を受けることを希望されて来院していたが，入院の直前においては（現行の保険制度上リハビリテーション期限の問題もあり）定期的なリハビリテーションを受けていない（行っていない）人が多く，長期にわたり麻痺側上肢の訓練を行っていない人が少なからず含まれていた．しかしながら，「早々と利き手交換をさせられて，麻痺手の訓練が十分にされなかった」「麻痺手の改善が続いていたのにリハビリテーションを打ち切られた」と話すなど，「回復のプラトーへの到達」を許容できていない・疑っている・否定している人が多いという印象であった．

治療の安全性・実現性

　新たな治療法を試みるときには，その効果（efficacy）よりも，まずはその安全性（safety）と実現性（feasibility）が問われることとなる．NEURO-15については，結果として最初の20症例全員が，副作用の出現をみることなく15日間のプロトコールを完遂することができた．危惧された痙攣の発生などはまったく認めることはなく，また入院期間中に強いストレスを訴えた人もいなかった．ただし，症例7および症例11では（高齢であったためか）他の患者と比べて疲労感の訴えが強かったため，訓練中に休憩を多くはさんだり，自主トレーニングを早めに切り上げたりすることで対処した．治療実施当初は，15日間の治療を終えたときに多くの患者が疲労感を訴えるのではないかと予想していたが，実際には治療終了後にも「まったく疲れていない」「もっともっと厳しい訓練を受けたかった」「もっと長く治療を受けたかった」などといった発言が聞かれ，治療の適応基準として挙げた「リハビリテーションに対する高い意欲」が反映されているものと思われた．

結果1：各種スケールにおける評価結果の変化

　NEURO-15を施行された患者においては，表1に記したごとく，治療の前後で詳細な麻痺側上肢運動機能の評価を行っている．ここでは，その中でも特に重要な評価と思われるFMA，WMFT，STEFの変化を**表2**およびグラフ（**図1〜4**）にまとめて示すこととする．

　今回の患者20人全体についてみると，ほぼ全員で麻痺側上肢運動機能の改善が確認されていた．特にFMAとWMFTにおける改善率は非常に高く，FMAのスコアは20人中18人（90％）で増加しており，WMFTの課題遂行時間は20人中17人（85％）で短縮していた．また，FMAのFASは13人（65％）で増加，STEFのスコアは10人（50％）で増加していた．

第Ⅳ章　慈恵医大方式 rTMS＋集中的作業療法（NEURO）の考え方

表1　NEUROを行った患者の背景

症例	年齢	性別	職業	病名	発症後経過日数	利き手	麻痺側	Br. stage（上肢/手指）	評価時期	U12上肢	U12手指	FMA	WMFT	WMFT FAS	STEF
1	57	M	無職	CI	832	右	右	5/5	治療前	10	8	53	44	52	63
									治療後	11	8	58	39	58	72
2	67	M	自営業 洋服屋	CI	764	右	右	5/5	治療前	9	5	57	57	51	34
									治療後	10	8	58	54	59	53
3	61	F	主婦	CI	1,850	左	右	5/5	治療前	12	5	50	62	58	36
									治療後	12	5	51	45	61	90
4	67	M	無職	ICH	2,467	右	左	5/5	治療前	10	6	48	177	50	22
									治療後	10	6	51	150	49	10
5	60	M	無職	CI	1,044	右	右	5/5	治療前	10	8	49	76	48	52
									治療後	10	9	53	31	48	49
6	45	M	歯科医	CI	393	右	左	5/5	治療前	3	4	30	1212	25	0
									治療後	3	4	34	1001	28	0
7	75	F	無職	ICH	3,875	右	左	4/5	治療前	12	11	56	45	60	68
									治療後	12	10	61	40	60	62
8	46	F	税理士	ICH	825	右	右	4/4	治療前	8	11	53	335	47	9
									治療後	8	11	55	202	46	12
9	53	M	公務員	ICH	648	右	左	4/4	治療前	7	7	45	846	34	0
									治療後	10	7	47	607	38	1
10	63	M	無職	ICH	847	右	左	4/4	治療前	9	6	46	72	48	22
									治療後	10	6	45	49	50	30

6 当科におけるNEURO-15の現状と今後

	治療前ニードとADL・APDLの変化　（治療前の「」内はニードを示す）
	ADLは左手で自立.「庭用はさみで植木を切りたい」,「パソコンのダブルクリックができるようになりたい」,「箸操作を上達させたい」,「字を書きたい」
	「右手ではさみを使って,院内の紫陽花を切ることができた」,「右手でのダブルクリック自立」,「右手で爪切りを使えるようになった」,「右手で箸を使えるようになった」
	ADLは左手で自立.右手は茶碗を押さえる程度は参加している.「字を書けるようになりたい」,「両手を使って靴紐を結べるようになりたい」
	「両手で衣類をきれいにたためるようになり,袋詰めができるようになった」,「毎日,右手を使って新聞紙をめくることができるようになった」,「右手で台付き爪切りを使って,左手の爪が切れるようになった」,「蝶々結びが可能となった」
	右手は料理や掃除のときに少し参加しているが,実用的ではない.「洗濯物をきれいにたたむ」,「箪笥の中を整理整頓したい」,「力を入れて体を洗いたい」
	右手の使用頻度が増加.「両手で洗濯物をきれいにたたむことが可能になった」,「右手で左の腋の下を力いっぱい洗えるようになった」,「両手でビーズの紐通しができるようになった」
	ADLは自立.左手はまったく使用していない.「左手で茶碗を持って御飯を食べたい」,「どんな方法でもよいからゴルフをしたい」
	ADL場面で,左手を使うことへの意識が向上.「食事中,左手で茶碗を持つこと」,「柄長パターを使用してのゴルフ」,「タオルを両手でたたむこと」が可能となった.
	ADLは自立.「パソコンの操作がスムーズにできるようになりたい」,「車の運転のとき,ウインカー操作がやりにくい」,「ボタンの付け外しに困難さを感じる」
	無意識での右手の使用頻度が増加.「ズボンのポケットから手の出し入れがスムーズになった」,「ファイルなど自然と右手で把持することができるようになった」,「整髪・洗髪は右手で行っている」,ボタン付け外しの困難さに変化なし
	ADLは右手で自立.仕事は,小学校の集団検診や書類作成を主に右手で実施.左手の使用頻度はほとんどなし.「ズボンのベルトを締めたい」,「カメラで写真を撮りたい」,「茶碗を持つこと」,「両手で袋を開けること」
	「肩周りが安定して手が上がりやすくなり,机の上に手がのせやすくなった」,「カメラ撮影のときに左手を支えに使えた」,「指の痙性が軽減して,on handのストレッチができるようになった」
	ADLは自立.家事や趣味にて麻痺側上肢は参加しているが安定性に欠けるため時間が大幅にかかる.「物をしっかり持つ」,「ネックレスをつける」,「手袋をつける」,「洗髪のときに力を入れたい」
	ADL場面で左上肢の使用頻度増加.「食器皿の操作が可能となる」,「洗髪のときに力が入るようになった」,「トイレットペーパーをちぎるときに左上肢が参加するようになった」.今後は,ネックレスの付け外しが課題となった.
	ADLは自立.食器洗い,トイレや蛇口の操作時に右手を使用.「洗濯物干しが困難（空間保持,洗濯ばさみ操作）」,「字を書きたい」,「マウス操作ができるようになりたい」,「両手で洗顔ができるようになりたい」
	右母指の分離が良好となる.「両手動作での洗顔動作」,「右手での小銭の出し入れ」,「（仕事で必要な）伝票めくり」が可能となった.
	ADLでの左手の参加は仕事で書類を押さえる程度.「歩行中にみられる左上肢筋緊張亢進の緩和」,「左手で右手の爪を切る」,「左手で傘を持つ」,「左手でフォークを持つ」,「両手で雑巾を絞る」
	歩行や動作時の左上肢筋緊張の軽減を自覚された.「ADLでは太柄の傘を把持すること」,「フォークを操作すること」,「台付き爪切りを左手で操作して,右手の爪を切ること」,「雑巾絞り」が可能となった.
	ADLは自立.左手は,洗体動作のときにループタオルを使用するときに参加しているが,ほとんど使っていない.「傘が持てるようになりたい」,「部屋の拭き掃除をしたい」,「靴紐を結びたい」
	ADL場面で左上肢の使用頻度が向上した.「新聞紙のページめくり動作」,「左手で帽子をかぶる」,「靴紐を結ぶ」ことが可能となった.

第Ⅳ章 慈恵医大方式 rTMS＋集中的作業療法（NEURO）の考え方

症例	年齢	性別	職業	病名	発症後経過日数	利き手	麻痺側	Br. stage（上肢/手指）	評価時期	U12上肢	U12手指	FMA	WMFT	WMFT FAS	STEF
11	76	M	無職	CI	942	右	右	4/4	治療前	6	4	28	779	39	1
									治療後	7	4	29	925	38	2
12	65	M	無職	CI	967	右	右	4/4	治療前	8	5	41	181	44	6
									治療後	8	5	42	177	44	10
13	48	M	無職	ICH	1,060	右	左	5/3	治療前	9	4	41	1204	30	0
									治療後	9	4	46	1086	32	0
14	51	F	教員	ICH	1,033	右	右	5/3	治療前	11	5	48	97	47	7
									治療後	10	5	54	63	55	11
15	56	M	無職	CI	1,549	右	右	4/3	治療前	7	4	22	1208	17	0
									治療後	8	4	23	1208	20	0
16	58	F	主婦	CI	1,384	右	右	4/3	治療前	8	4	41	913	25	0
									治療後	9	5	44	799	31	6
17	19	M	学生	CI	2,431	右	左	4/3	治療前	7	4	31	760	31	0
									治療後	7	4	31	691	34	0
18	53	M	内装業	ICH	262	右	右	3/3	治療前	4	3	18	1584	17	0
									治療後	5	5	30	1485	20	0
19	50	M	建築業	CI	1,020	右	左	3/3	治療前	6	4	17	1334	23	0
									治療後	6	4	18	1349	23	0
20	49	M	会社員事務職	ICH	777	右	左	3/3	治療前	6	2	23	1327	23	0
									治療後	6	2	30	1325	30	0

M：男性，F：女性　　ICH：脳内出血，CI：脳梗塞　　Br. stage：Brunnstrom stage
U12：上田式12段階片麻痺機能テスト　　FMA：Fugl－Meyer Assessment　　WMFT：Wolf Motor Function Test
FAS：Functional Ability Scale　　STEF：簡易上肢機能検査

6 当科におけるNEURO-15の現状と今後

	治療前ニードとADL・APDLの変化　（治療前の「」内はニードを示す）
	ADLでは,物を軽く押さえたり保持したりする程度の使用.「全体的に疲れやすい」,「右手で名前を書きたい」,「右手で箸を使って食事がしたい」,「更衣動作では補助手として使いたい」,「とにかく動くようになってほしい」,
	食事では,努力性の動作ではあるが自助具の箸蔵くん®を使用できるようになった.「字を書くこと」,「箸蔵くん®の操作性向上」は今後の課題である.
	ADLは自立.ズボンの上げ下げ,パンをちぎる,電気のボタンを押す,ドアノブを回すことは右手で行えている.「生活全般に不便を感じる」,「右手で箸を持ちたい」,「右手で字を書きたい」
	右手に自助具である箸蔵くん®を使って食事をすることが可能となる.右手でのはさみ操作が可能になる.自分の名前を右手で書けるようになった.今後は,「普通の箸で食事をすること」,「小さい文字を書くこと」,「ネクタイを結べるようになること」が目標.
	左手のADL参加はみられない.「左手でペットボトルを押さえて(蓋を)開けたい」,「(痙性が高く)手洗いがスムーズに行えない」,「紙を押さえられるようになりたい」
	「左手を意識して使おうとする機会が増えた」,「(補助手として)ペットボトルの開閉が自立した」,「手指伸展がスムーズになり手掌面が洗いやすくなった」,「紙が左手で押さえられるようになった」
	ADLは自立.整容や家事全般で右上肢を積極的に用いようと心がけている.「字が書けるようになりたい」,「エプロンの付け外しを一人でしたい」,「箸やスプーン操作」,「手指や肩の動きを改善したい」
	「食事のとき,自助具である箸蔵くん®を使って食べることができるようになった」.一方,「書道」,「書字」,「包丁操作」などの訓練を実施したが,自己評価,自己満足が低く,実用レベルまで到達はしなかった.
	右手はまったく使用していない.「洗体動作をもう少しスムーズに行いたい.背中,非麻痺側上肢を洗えるようになりたい」,「右手をスムーズに使いたい」
	「台付き爪切りで爪を切れるようになった」,「紙を押さえられるようになった」,「肩周りの動きが楽になった」　しかし,右手がスムーズに動かないので満足度は低かった.
	右手は,洗濯干し動作で衣類を把持するときのみ参加する.その他の場面ではほとんど参加しない.「右手で物を握る,離すという動作ができるようになりたい」
	4年ぶりに,右手での包丁(UD包丁:自助具)操作が可能となり,調理訓練での実践は実用的であった.しゃもじや,ピーラーなどの調理道具の操作,使用が可能となった.洗濯物をたたむときも右手が参加するようになった.
	ADLは右手で自立.学生生活も問題なく過ごせている.「左手で物を持てるようになりたい」,「パソコンを打てるようになりたい」
	母指の分離が良好となり,クリップや鉛筆を持ち上げることができるようになった.実用的な動作へは直結しなかったが,満足度は向上した.
	右手はまったく使用していない.ADLは入浴時の洗体(左上肢,背中)に介助を要すが,それ以外は自立.「右手を使えるようにしたい」,「洗体動作を自立させたい」
	「ポケットから右手を出せるようになった」,「寝ているときに腹上に右手を持ってくることができるようになった」,「右の母指に少し力が入るようになった」,「洗体動作は(ループ付きタオルでも)難しい」
	左手は,ペットボトルを開ける際に支える程度でほとんど使用していない.「疲れやすい」,「建設会社への復職.重機を運転するためには,左手でレバーを操作できるようになりたい」,「背中が洗えるようになりたい」,「両手でボタンをとめたい」
	中枢部の支持性,耐久性は向上.両手動作として,はさみで紙を切ることが可能となる(左手はlateral pinchiで紙をはさむ).具体的なニードが挙がっていたが,機能的にも達成は困難であった.
	ADLは右手で自立.発症後,左上肢はまったく使用していない.使えないから使わなかった.「スーツを着るとき,左肘がひっかかるため時間がかかる」,「ネクタイを締める動作で時間がかかる」,「ペットボトルの蓋が開けられない」
	中枢部の支持性,耐久性向上,肘伸展運動がスムーズに出現するなど機能向上がみられるも,手指の分離運動に著変はなかった.「左手でペットボトルを押さえることができ,右手で蓋を開けることができた」

表2 NEURO-15施行患者におけるFMA, WMFT, STEFの変化

	評価要素	評価項目	改善	増悪	変化なし	改善率(%)
全症例(20人)	随意性	FMA	18	1	1	90
	動作速度	WMFT	17	2	1	85
		STEF	10	3	7	50
	動作の質	FAS	13	3	4	65
(内訳)						
Br.stage V (7人)	随意性	FMA	7	0	0	100
	動作速度	WMFT	7	0	0	100
		STEF	3	3	1	43
	動作の質	FAS	4	1	2	50
Br.stage IV (5人)	随意性	FMA	4	1	0	80
	動作速度	WMFT	4	1	0	80
		STEF	5	0	0	100
	動作の質	FAS	2	2	1	40
Br.stage III (8人)	随意性	FMA	7	0	1	87.5
	動作速度	WMFT	6	1	1	75
		STEF	2	0	6	25
	動作の質	FAS	7	0	1	87.5

Br.stage:Brunnstrom stage　　FMA:Fugl−Meyer Assessment
WMFT:Wolf Motor Function Test　　STEF:簡易上肢機能検査
FAS:Functional Ability Scale

　さらに，上肢麻痺の重症度を治療前の手指Br.stage別で検討してみると，Br.stage Vの患者7人のうち，FMAとWMFTは全7人で改善が確認され，STEFやWMFT-FASの改善は約半数でみられた．Br.stage IVの患者5人においては，FMAとWMFTは4人で改善，STEFは全5人で改善していた．しかしながら，WMFT-FASの改善は2人でみられたのみであった．Br.stage IIIの患者8人では，7人がFMAとWMFT-FASの改善を示し，6人がWMFTの改善を示しており，いずれも改善率は高かった．しかしながら，手指の随意性が必要とされるSTEFにおいては，治療前に評価実施が可能であった患者は症例14のみであり，その他の6人では実施困難と判断され0点となっていた．ただし，症例14や症例16のようにNEURO介入前においてはSTEFの実施が困難であったものの，治療後にわずかではあるがSTEFの課題の中の物品操作が可能となった患者もみられていた．
　このように，上肢麻痺が軽度な症例では，これが重度な症例と比較してより顕著に随意性や動作速度を評価するFMA，WMFT，STEFにおいて評価点数に改善がみられる．一方，麻痺が重度な症例では，麻痺が軽度な症例と比較して，動作の質を評価するWMFT-FASで著明な改善がみられていた．より重度な麻痺では随意性の改善はきわめて困難であると思われるが，患者の多くが治療後に「上

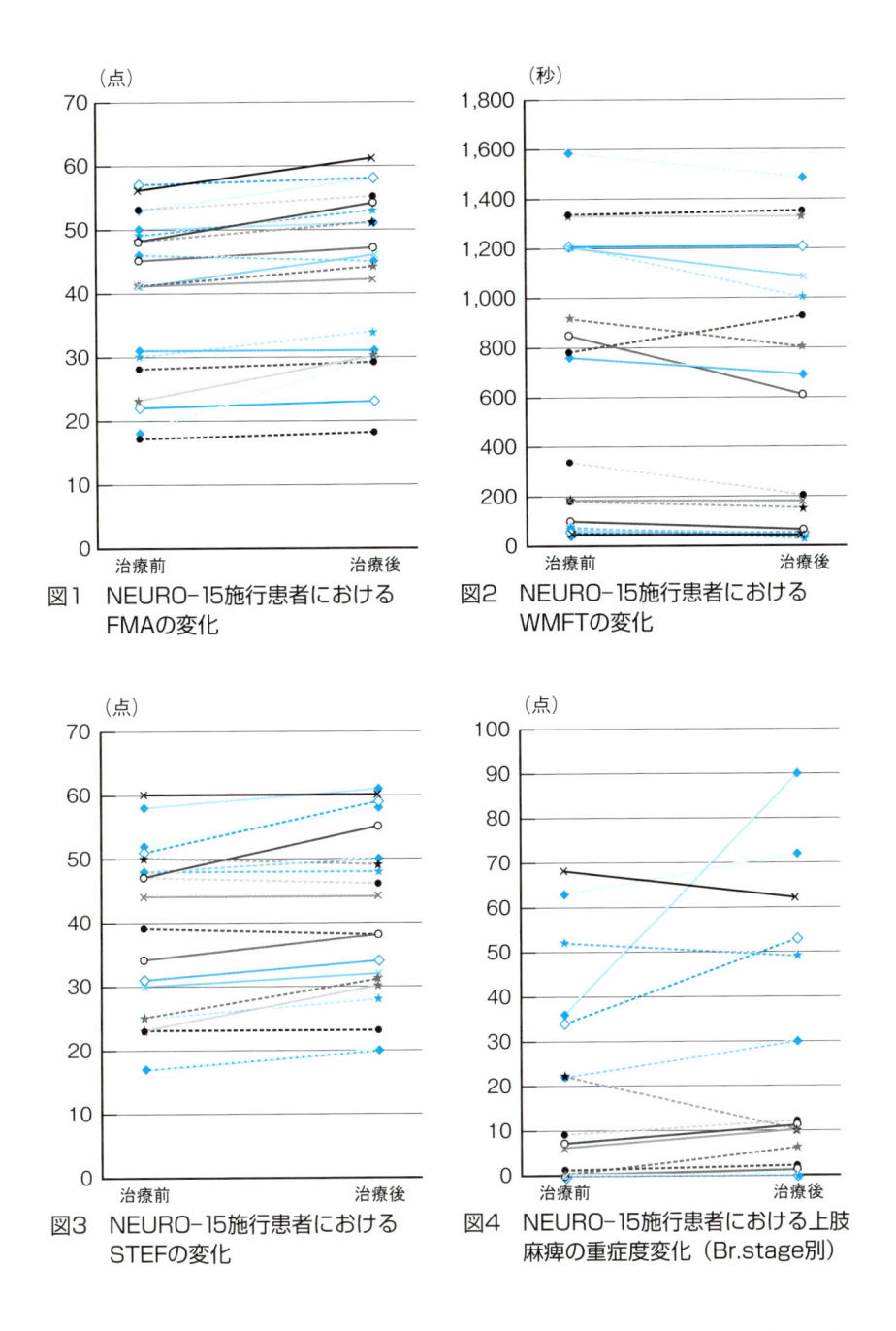

図1 NEURO-15施行患者における
FMAの変化

図2 NEURO-15施行患者における
WMFTの変化

図3 NEURO-15施行患者における
STEFの変化

図4 NEURO-15施行患者における上肢
麻痺の重症度変化（Br.stage別）

肢の重さが著明に軽減した」と話しているように，動作の質の改善は（たとえ麻痺が重度であっても）NEUROの介入によってもたらすことが可能であったと判断される．

なお，NEUROの介入によっても，評価スケールでの点数向上が明らかには得られなかった患者も，少ないながらも存在していた．たとえば症例11は，手指の分離は比較的良好であったが，高齢ということもあり全身の耐久性低下が著明で

あり，訓練中の疲労感も強く休憩やリラクセーションを多くはさみながら介入せざるを得ず，積極的なリハビリテーションは行えなかった．また，症例15および症例19では，ニードが「麻痺側上肢をスムーズに動かすこと」という漠然としたものであり，rTMSやセラピスト介入による効果への期待が大きかったわりには，本人の意欲はあまりみられなかった．粗大動作などの訓練プログラムにおいても長続きせず，疲労感が著明にみられ，個別作業療法や自主トレーニングの時間を調整，短縮することとなってしまった．

結果2：ADL・APDLへの影響

　表1にADL・APDLに関しての詳細もまとめているが，NEURO介入前の時点において，ADLは全20症例において自立していた．しかし，麻痺側上肢の使用状況はさまざまであり，補助手として使用している者もいれば，生活上まったく使用していない者もいた．前述したように当科ではNEURO介入前に患者のニードの情報を収集し，ニードを考慮した介入をしているので，以下に介入前のニードと動作の改善状況について，手指のBr. stage別に記載する．

　まず，Br. stage Vの患者では，7人中7人がニードとして具体的内容を挙げており，特徴としては，実用手レベルでの使用を望んでいる傾向があった．症例1の"ダブルクリック"や症例3の"洗濯物をきれいにたたむ"，症例7の"洗髪時に力を入れて洗いたい"など，補助手レベルではなく，麻痺側上肢を使用して目的を遂行する，または両手動作において動作の質を高めるといった内容が目立った．NEURO介入によるニードの達成状況は，7人中6人であり達成率は85％であった（ここでは本人が挙げたニードの一つでも達成した場合は達成としている）．ニード以外の新たな動作の獲得に至った症例は，7人中7人であった．

　次に，Br. stage IVの患者では，5人中5人がニードに具体的内容を挙げた．特徴としては，5人ともニードに箸やフォークの操作や両手洗顔，靴紐を結ぶ，爪を切るなどADL上での麻痺側上肢の使用を挙げており，道具の使用・把持を目的とした内容となる傾向にあった．Br. stage Vと異なり，補助手としてのレベルアップ，ADLに麻痺側上肢を使用したいとするニードが目立った．ニードの達成状況は，5人中5人であり達成率は100％であった．症例9および症例11では，動作の方法の工夫・自助具の提供によりニードであった動作遂行が可能となった．ニード以外にも新たな動作の獲得に至った症例は，5人中3人であった．

　最後に，Br. stage IIIの患者では，8人中3人にて具体的内容のニードが挙がったが，それ以外は「動きをスムーズにしたい」「握る・離すができるようになりたい」「使える手にしたい」など，ニードが抽象的であり内容に具体性がなかった．特徴として，たとえば「物を押さえて非麻痺側で目的動作を行う」といった補助

手としての麻痺側上肢の使用を望んでいる傾向がみられた．また，機能改善をニードとする症例，現実離れしたニードを挙げる症例が多い印象を受けた．なお，当科では具体的ニードが挙がらなかった患者に対しては，介入の中で目標を設定し訓練を進めていくこととした．結果として，Br. stage Ⅲの患者におけるニードの達成状況は，8人中3人であり達成率は37％であった．症例16ではNEURO介入により著しい機能の改善を認め，自助具を併用することで補助手から実用手に至った．ニード以外にも新たな動作の獲得に至った症例は，8人中2人であった．

このように，手指のBr. stage別で，ニードの特徴，達成率，新たな動作の獲得率を比較すると，各患者群間で内容・数値ともに相違がみられた．今回，手指のBr. stage別に検討を行ったが，手指の麻痺に加え，上肢の麻痺が重度であればあるほど機能改善は難しく，ニードの達成およびADL・APDLの改善に至らないとの印象を受けた．一方，ある程度手指の分離が良好である症例においては，NEUROの介入およびニードの達成がきっかけとなり，意欲の向上，自信の獲得に至り，継続的な麻痺側上肢の使用につながる傾向が認められた．

NEUROを終えたその後

今回の症例の中には，NEUROが終了した後も当科外来に定期的に通院し，作業療法を継続している患者が数人いる．たとえば，症例16は，入院期間中において，発症後4年ぶりに右手での包丁（UD包丁：自助具）操作が可能となり，調理訓練を実施するまでに至ったが，UD包丁を購入されて退院した後も，毎日，右手に包丁を持って料理を作っており，家族にも大変喜ばれているということであった．本症例は，入院期間中に患者自らのニードである動作を獲得し，退院後の実生活においてそれを習慣化できたことで，結果的に麻痺側上肢の使用頻度が劇的に向上した症例であると解釈される．今後も，可能なかぎり長期的な経過観察を行い，NEUROの長期的効果についてのさらなる検討をしたいと考えている．

NEUROが筋緊張に与える影響

NEURO-15を実際に開始してから強く実感したこととして，本療法が筋緊張に与える影響がある．今回示した症例20人では，全例で治療前の改訂Ashworthスケール（以下MAS）で筋緊張亢進の存在が示唆されていたが，その大部分の症例でNEUROの導入に伴って筋緊張の低下が認められた．MASは6段階のスケールであるため，実際にMASの点数変化には至らなかった例もあるが，連日で作業療法を担当するセラピストが"触った感じ"では，明らかに多くの症例で緊張の低下が認められた．低頻度rTMSが筋緊張に与える影響を検討した報告は少ないが，Mallyらは，脳卒中後片麻痺患者に低頻度rTMSを適用することで，麻

麻痺側上肢の筋緊張低下が得られたとしている[1]．この報告より，私たちの考案したrTMSと集中作業療法の併用療法が上肢麻痺の改善を促している理由として，低頻度rTMSによる大脳の可塑性の向上作用，集中的作業療法による大脳の機能的再構築促進作用に加えて，ここで述べた低頻度rTMSによる筋緊張低下作用が挙げられることとなるだろう．ただし，低頻度rTMSが筋緊張に影響を与える機序については，今後にさらなる神経生理学検討が必要である．

NEUROのこれから

　以上，当科が行っているNEUROの現状について述べた．今後は，重症度の違いに基づいた介入方法，長期的予後，症例間における有効性の違いなどについて検討していく必要があると考えている．また，訓練時間や訓練内容，自主トレーニングメニューやそれらの指導法などについても，より効果的な作業療法の関わり方を追求していきたいと考えている．

　NEUROにおいて私たちは，麻痺側上肢を生活場面に参加させ実際に使用することを切望している脳卒中患者とともに，神経機能回復に基づいた治療に挑戦している．NEUROは，行為の創発や学習を意図した介入手段であるが，そこでは作業療法士が患者と正面から向き合うことが大切である．つまり，ひとがひとを治療するという基本姿勢を決して忘れてはならない．私たちが取り組んでいるNEUROは，最新の神経学的知見に基づく慢性期脳卒中片麻痺患者の上肢機能障害への治療に加え，作業療法士の脳（こころ）が，患者の脳を可塑的に変化させ組織化させる可能性を秘めている．

〈引用文献〉
1) Mally J, Dinya E : Recovery of motor disability and spasticity in post-stroke after repetitive transcranial magnetic stimulation. Brain Research Bulletin 76: 388-395, 2008.

第V章 症例シリーズ

症例① NEURO-15により調理動作が自立

【1. 基本情報】

年齢，性別：58歳，女性
利き手：右利き
診断名：脳梗塞（左放線冠ラクナ梗塞）
障害名：右片麻痺
既往歴：高血圧症
現病歴：2005年8月，旅行中に右手足の脱力としびれ感を自覚した．当地の病院を受診したところ脳梗塞と診断され緊急入院となり，その後は同病院にて約3か月間にわたってリハビリテーションが施行された．これによって歩行可能となったものの右上肢麻痺が残存し，主婦としての役割が果たせなくなってしまった．今回は，右上肢麻痺が少しでもよくなればとの願いから磁気刺激治療を含めたリハビリテーションを希望され，2009年5月28日に当科に入院となった．
社会的背景・生活歴：専業主婦．夫と娘，息子との4人ぐらし．

【2. ニード】

右手で物品を握れるようになりたい．調理など主婦の仕事を再びやってみたい．日常生活において右手を使う機会をもちたい．

【3. 初期評価】

(1) 麻痺側上肢機能評価

Br. stageは上肢Ⅳ，手指Ⅲであり，前腕・手指における屈筋の筋緊張亢進が著明であった．中枢部（肩甲帯・肩）の動きは良好だが，前腕以下の運動は，前腕回内外の際や手関節背屈時，手指屈曲時に中枢部の代償動作・努力性動作が著明となり，他関節支持・固定なしでは行えない状態であった．ROM制限や感覚障害はみられなかった．リーチ動作は代償動作・努力性の強いものであった．つまみでの物品操作は困難であり，握りは「全て握り」である．

(2) 麻痺側上肢に対する満足度

麻痺側上肢の動きの滑らかさ・耐久性・強さに対して満足しておらず，力の弱さや拙劣さの自覚がみられた．さらに麻痺側上肢の日常生活動作に対しては「全く使えない」と回答した．

(3) ADLおよびIADLにおける麻痺側上肢の使用状況

調理に関しては，切られた素材を非麻痺側上肢にて鍋へ入れたり食器を運ぶ手伝いをする程度であり，包丁動作や火を使う作業などはすべて家族が行っていた．洗濯物をたたむ際には，押さえとして麻痺側上肢を使用するが，それ以外のADLは非麻痺側上肢にて行っていた．

【4. 問題点】

#1. 上肢機能において中枢部と末梢部との分離が不十分であり，中枢部での代償が起こる．
#2. 中枢部の支持性低下から，空間内のリーチ動作において範囲が狭く，末梢部の固定性に欠けたリーチ動作となる．
#3. 耐久性の低下からリーチ動作をくり返すことで，末梢部が筋緊張亢進状態となる．
#4. 今までの生活にて麻痺側上肢を使用する機会が少なく，麻痺側上肢が学習性不使用状態であり，具体的な作業イメージが減退している．

【5. 治療目標】

(A) 短期的目標

訓練期間を，初期・中期・後期に分け，それぞれでの目標を設定した．

1. 初期：中枢部の支持性・耐久性の向上
2. 中期：grip & releaseの獲得
3. 後期：調理道具の操作能力向上

(B) 最終目標
　調理動作の自立と，それに伴う家庭内（家族内）での役割の再獲得．

【6. 治療的介入と臨床経過】

　介入方針として，作業療法ではNEUROの治療期間の15日間を前期・中期・後期の3期間に分け，期間によってアプローチを変化させていくこととした．前期では主に中枢部の耐久性・支持性の向上目的とし，中期では末梢部の動作を取り入れていく．後期では，複合動作として，作業活動を行う．ただし，具体的目標が立案できていない状況と思われた場合には，セラピストが具体的な作業イメージを口頭や徒手的に促し，その中で症例とセラピストが共有できる目標を設定していくこととした．

(1) 介入初期（1～7日目）
　症例は緊張しており，会話量も少なかった．今まで積極的に麻痺側上肢を使用したことがないことから，どのように訓練を行えばよいか当初は困惑していたが，徐々に慣れてくると疲労を訴えながらも，笑顔がみられ積極的に訓練に取り組んでいる様子であった．

　機能訓練はholdingを中心に行った．体側にセラピーボールを置き，前腕をのせ，肩甲骨内外転を促す，中枢部のmobilityの向上を目指した．また，棒を机に立て，麻痺側上肢にて一定時間保持することでinner muscleの強化を行った．施行の際には，疲労度や単調さを考慮し，休憩時間を多く取ることとした．その結果，中枢部の支持性，耐久性が向上し，リーチ動作時の上肢全体の努力性が減少し，症例自身が代償動作に対して気を配るようになった．

(2) 介入中期（8～13日目）
　セラピストとの関係性が築かれてきたこの時期は会話量を増やし，今までの生活について傾聴することに努めた．その中でも料理についての話題が多く，「家族は『お母さんの料理が食べたい』って言うけどこの手ではねえ……」，「夫や娘の切った野菜の不揃いさが気になるのよ」などの発言が聞かれた．この発言を重んじて，最終目標を調理動作の自立と，それによる家庭内役割（主婦）の再獲得と決定した．

　機能面では中枢部のmobilityが高まり，末梢との分離が出現しはじめた．holdingを続けながらも頻度を下げ，末梢部の動きを取り入れ，「使える手」に近づくために，grip & releaseを訓練に取り入れた．つまみ動作では，手関節を支持してお手玉など柔らかい素材の握り・離しを行った．しかし，症例は手関節尺屈位でのgripが困難であったため，手関節中間位からgripを行うと手関節掌屈・橈屈位で手関節が固定され，（小指・環指と比して）示指と母指の屈曲が優位に目立つこと

表1　各種スケールの評価結果の推移

		入院時	退院時	治療4週後
Br. stage	上肢	Ⅳ	Ⅴ	Ⅳ
	手指	Ⅲ	Ⅲ	Ⅲ
STEF（点）	右	0	6	0
	左	100	100	100
MFT（点）	右	15	12	13
	左	32	32	32
FMA（点）	合計	41	44	45
	A	23	25	26
	B	5	5	5
	C	8	10	8
	D	5	5	5
WMFT（秒）		913	799	749
FAS（点）		25	31	33
MAS	肘関節	1+	1	1
	手関節	1+	1	1
	回内	1	1	1
	手指	1	1	1

Br. stage：Brunnstrom stage　　STEF：Simple Test for Evaluating hand Function　　MFT：Motor Function Test　　FMA：Fugl-Meyer Assessment　　WMFT：Wolf Motor Function Test　　FAS：Functional Ability Scale　　MAS：Modified Ashworth Scale

となった．また，環・小指のMP・PIP・DIP屈曲が弱かったため，示指と母指優位の握りで可能なUD包丁を使用することとした．そこから包丁動作獲得を目指し，麻痺側手指で把持した棒にてセラプラスを潰す動作を取り入れた．中枢部と末梢部の協調した動作が獲得され，包丁動作のイメージングができはじめた．

(3) 介入後期（14, 15日目）

この時期になると症例とともに目標を共有することができ，実際に調理を行った．症例は直角柄包丁を使用し，包丁動作を行うと笑顔がみられ，「右手が帰ってきた」との発言とともに，料理に取り組む真剣な表情がみられた．調理訓練が終わった後，「今後は家族にも料理を作りたいと思います」という発言が聞かれた．

機能面では，中枢部と末梢部の分離から，協調の段階に達していた．応用動作を獲得するために実際に調理訓練を実施した．包丁動作では，安定した肩甲骨の動きから，上腕三頭筋の求心性収縮を使って，刃先を素材（野菜）に対して前方に押しつける動作，つまりセラプラストを下方へ押しつける動作を実際の生活場面にて応用することが可能となった．

退院時においては，表1に示すようにの機能改善が認められた．FMAのA項目にて，中枢部の支持性の向上がみられ，MASでは肘関節・手関節の筋緊張低

下が確認された．そのため，STEFにて重力下でのreleaseが可能となり，検査2の中球にて6点となった．また，動きの滑らかさ・耐久性・強さの自覚がみられ，物品操作に対しても「これからも夕飯は作っていきたい」という使用意欲の向上がみられた．なお，退院4週後評価の時点では，「今では夕飯は私の仕事です」との発言が聞かれ，実用手レベルとなっていた．

【7．考察】

本症例はNEURO-15施行後，機能面と比較し，IADL能力面にて包丁動作を獲得した．

包丁操作について柏木[1]は，「刃物で食物を切り刻むのは，調理の過程において中心的な行為」と述べている．また鴻ら[2]は，「手は包丁（標準柄）を握りながら手関節と橈側手指で刃の向きと力の方向を合わせて切り込み，刃からの感触や素材に合わせて把持の強さや形態を変化させる」としている．しかし，本症例は手関節の随意性・把持形態の変化に乏しかったため，道具を把持する際，手関節掌屈・尺屈位となり，代償動作や努力性が強くなる傾向があった．そこで，直角柄包丁を提供し，手関節中間位にすることで末梢部の緊張を高めないように考慮した．直角柄であれば，上腕三頭筋を使用した伸展動作となり，把持した包丁のreleaseも行いやすくなったと考えられる．

本症例においては，家庭内での役割としての調理動作が自立したことが，大きな変化であったと考えられる．また同時に，今まで麻痺側上肢を使わないことを（誤って）学習してきていたが，もう一度利き手である右手を使って，「家族のためにおいしい料理を作りたい」という新たな目標をもつこともできた．その喜びから，症例の「右手が帰ってきた」という言葉が発せられたのだと思われる．機能面の向上は日常生活動作にだけ汎化されたのではなく，症例自身の意欲向上にもよい影響を与えたと結論される．

【8．まとめ】

脳梗塞を発症後に右上肢麻痺を残存したため，主婦としての家庭内（家族内）の役割を喪失してしまっていた症例に対して，NEURO-15を施行したところ，包丁動作などのIADLを獲得するに至り，調理に対する意欲を引き出すことができた．利き手の機能回復が家庭内における役割の再獲得につながり，QOLの改善をもたらすことを強く示唆した症例であった．

【9．本人からのコメント】

入院中は，先生をはじめ作業療法室の方々には大変お世話になりまして，あり

がとうございました．退院後早いもので半年以上が過ぎようとしています．できるだけ右手を使うようにしようとは思っていますが，ついつい左手が頑張ってしまう今日この頃です．でも，包丁と皮むき器は右手で使っています．入院中はもっと大変かと思っていたのですがそれほどではなく，右手が使えるようになるとは思っていませんでした．今は退院の頃と比べて少ししっかり包丁が握れるようになった気がします．また，皮むき器を使ってじゃがいもや里いもの皮もむけるようになりました．病気をした当初は右手はもうまったく使えないと思っていたので，大変感謝しております．手のひらを下に向けるとかなり指が伸びるのですが，手のひらを上に向けるとどうしても指が曲がってしまいます．手のひらを上に向けても指がもう少し伸びたら，もっと右手が使えるのではないかと思います．でも，右手が少しでも使えるようになったのは，この治療を受けた成果だと思います．もしチャンスがあれば，もう一度この治療を受けて，もう少し右手が自由に使えたらいいな！！！そんな心境です．ありがとうございました．

〈引用文献〉
1)．柏木正好：環境適応．青海社．p.7, p.169, 2004.
2)．鴻　真一郎，他：包丁柄の形態と上肢関節運動．作業療法　16：298, 1997.

症例② CI療法を行った後にNEURO-15を施行

【1. 基本情報】

年齢，性別：46歳，女性
利き手：右利き
診断名：脳内出血（左視床）
障害名：右片麻痺
既往歴：特になし
現病歴：2006年11月に脳内出血を発症，茨城県内の病院で急性期治療を施され，同院でリハビリテーションも施行された．しかしながら右上肢麻痺が残存していたため，2008年11月に関西地区のリハビリテーション病院に2週間入院してCI療法を施行された．その後は自宅近くのリハビリテーション病院に通院していたが，患者本人が上肢麻痺に対するさらなるリハビリテーションを希望されたため，2009年6月2日に当院に入院となった．
社会的背景・生活歴：夫と2人ぐらし．税理士として現在も働いている．

【2. ニード】

両手で洗顔がしたい．伝票めくりができるようになりたい．パソコンのマウス操作をできるようになりたい．字を書きたい．

【3. 初期評価】

(1) 上肢機能評価

Br. stage 上肢Ⅳ，手指Ⅳで，重度の感覚障害を呈する．中枢部の支持性・耐久性の低下により，動作時の肩甲帯挙上，肩関節外転，肘関節屈曲の代償動作が著明にみられ，動作後の疲労の訴えがある．また中枢部の支持性低下による末梢部の操作性低下がみられ，前腕・手関節の筋緊張亢進により，分離動作が困難となっている．母指の掌側外転が困難なため，側副つまみ優位のつまみ動作である．

(2) ADL・APDL

ADLは自立レベル（FIM；functional independent measurement 126/126）であり，家事は夫と分担して行っている．食器洗いとトイレや蛇口の操作時にのみ右上肢を使用する．調理は左上肢のみで行っている．洗濯物を干す際の右上肢の空間保持，洗濯ばさみ操作は困難である．

【4. 問題点】

上肢中枢部の支持性および耐久性の低下によって代償動作が出現し，さらに末梢部の操作性低下が引き起こされているため，前腕・手関節の分離運動，対立つまみが困難である．これらの機能的な問題点により，ADL・APDLにおける両手洗顔，伝票めくり動作が困難となっている．

【5. 治療目標】

①上肢中枢部の支持性および耐久性の向上．
②代償動作の軽減．
③前腕・手関節の分離動作の誘導．
④対立つまみ動作の獲得．
⑤両手での洗顔，伝票めくり動作の獲得．

【6. 治療的介入と臨床経過】

①に関しては，上肢のプレーシング，ワイピング，セラピーボールを使用し肩甲帯の前方突出を促す訓練，棒を握り空間保持する訓練を実施することとした．②に関しては，各動作時において，鏡などの視覚的なフィードバックを用いることで正しい姿勢への修正を実施することとした．③に関しては，コップを把持し，前腕回内外・手関節掌背屈動作によって大豆をすくい，あける動作を反復的に実施することとした．④に関しては，右母指を掌側外転位に矯正し，お手玉のつまみ・離し動作を実施することとした．さらに，ペグさし，新聞紙ちぎり，トランプめくり，紙めくりと，段階づけて訓練を実施することで，最終的な目標である伝票めくり動作の獲得を目指すこととした．なお，介入初期〜中期にかけては，上肢中枢部へのアプローチを重点的に実施し，徐々に末梢部や複合動作，ADL・APDLへのアプローチへとプログラムを展開する方針とした．

このような介入を開始して3日目，口頭指示および鏡による視覚的な動作の修正によって，大豆すくいの際の代償動作が軽減し，正しい肢位での動作が3回程度連続で可能となり，介入6日目には5回連続で可能となった．介入7日目には前腕回内外・手関節背屈が「すごくスムーズにできる」と自ら述べ，介入11日目に

表1　各種スケールによる評価結果の推移

		入院時	退院時	4週後
ROM（度）	肩屈曲	145	160	160
	外転	130	130	130
	外旋	40	45	45
Br. stage	上肢	Ⅳ	Ⅳ	Ⅴ
	手指	Ⅳ	Ⅴ	Ⅴ
上田式12段階片麻痺グレード	上肢	8	8	10
	手指	11	11	9
STEF（点）	右	9	12	13
	左	100	100	100
MFT（点）	右	21	20	20
FMA（点）	全体	53/66	55/66	53/66
	肩	28/36	29/36	31/36
	手関節	8/10	9/10	7/10
	手	12/14	14/14	13/14
	協調性	5/6	3/6	2/6
WMFT（秒）		335	202	310
MAS	肘	1	1	1
	手関節	2	1	1+
	前腕	1+	1+	1
	手指	1	1	1+

ROM：Range of Motion

は「肩に力がついてきて安定した」と，中枢部の支持性向上がうかがえる発言が聞かれた．また，介入10日目には末梢部の筋緊張の低下を認め，前腕回内筋群のMASは限りなく0に近い状態であった．

　つまみ動作に関しては，介入6日目には母指と示指による対立つまみが可能となったため，訓練内容にトランプめくり・ペグさしを追加し，3指（母指・示指・中指）の対立つまみを促した．介入9日目には紙をめくる動作を意識するよう指示したうえで，3指の対立つまみによる新聞紙ちぎりを訓練内容に追加した．介入11日目には，中枢部の支持性および末梢部の操作性の向上により，3指の対立つまみにて上肢を空間保持した状態でのペグさしが可能となった．

　ADL・APDLの側面については，両手での洗顔動作に関しては介入6日目に水をすくう際，前腕回外位・手関節中間位・手指伸展位の保持が可能であったが，顔面へのリーチの際に肩関節外転の代償動作が出現し，前腕回外位を保持できず，手関節尺屈位となり水がこぼれる状態であった．開始8日目には，洗面器に入った大豆を両手ですくう動作を実施した際，前腕回外位・手関節・手指伸展位で顔面へのリーチが可能であったため，開始10日目に両手洗顔動作を実施したところ，一連の動作が遂行可能となり，動作獲得に至った．伝票めくりに関しては，

対立つまみの応用動作として開始9日目から新聞紙ちぎりや紙めくりを実施したところ，紙めくりは，代償動作が出現することなく連続5枚程度実施可能であり，開始11日目には連続10枚程度実施可能となった．

各種スケールによる評価結果の推移は，**表1**のごとくであり，STEFやWMFTといった物品操作を用いる評価スケールにおいて得点の向上がみられた．これは，中枢部の支持性・耐久性が向上したこと，末梢部の操作性が向上したことによる改善である．

【7. 考察】

本症例は，他病院でCI療法を受けた経験があったものの，さらなる上肢機能の改善を希望されて今回当院のNEURO-15による治療に至ったという背景をもつ女性である．

本症例の治療へのニードとして挙げられたのは「両手洗顔がしたい」「伝票めくりがしたい」であった．「両手洗顔」は女性としてADL上の整容動作において欠くことのできない動作の一つである．また，現在税理士という職業を片手動作でこなしている本症例にとって，「伝票めくり」動作を獲得することは仕事の効率化につながると考えられた．以上のことより，主にこの2つの動作獲得を目標として介入を行った．

上肢中枢部の支持性・耐久性の低下により，代償動作を伴う努力性の動作が著明であった症例に対し，上肢中枢部の支持性を高める訓練を実施することによって，代償動作の軽減，さらには末梢部の操作性の向上を図ることができたと考えられる．前腕・手関節の分離運動がスムーズになったのは，rTMSにより前腕・手関節の筋緊張亢進状態が軽減したこと，訓練時，鏡を使用し視覚的なフィードバックを用いながら，徒手的あるいは口頭指示にて代償動作の軽減を図り，正しい姿勢での動作の再学習を促したことが要因であろうと考えられる．また，つまみ動作は側副つまみが優位であったため，母指を掌側外転位に矯正し，その肢位を視覚的に確認しながら動作を促すことで，対立つまみ動作の獲得に至ったと考えられる．

このような上肢機能の改善により，症例がニードとして挙げていた両手洗顔が可能となった．また，伝票めくり動作は実用的な（税理士の仕事において使用可能な）レベルに至ることはできなかったものの，紙をめくる動作をスムーズに行うことが可能となった．

症例② CI療法を行った後にNEURO-15を施行

【8. まとめ】

　本症例は，CI療法にて主につまみ動作等の上肢末梢部の訓練を自主トレーニング中心に実施していたとのことであった．しかし，今回NEURO-15の集中的作業療法において，作業療法士による口頭指示や視覚的なフィードバックを用いながら訓練を実施することで，上肢中枢部の支持性が向上し，代償動作が軽減，さらには末梢部の操作性が向上するに至った．

【9. 本人からのコメント】

　ほんの5分程度のテレビ放送が東京慈恵会医科大学病院での治療の始まりでした．とにかく「治したい」という思いしかありませんでした．入院中は磁気治療後に作業療法の個別訓練，自主トレーニングメニューを午前と午後にこなしました．徐々にではありますが，自分の思うように手が動くようになるのを実感し，親指がまっすぐになったことは特に印象的でした．

　そして退院1週間後，紙を破っているときの感覚や，手を挙上したときの感覚がわかるようになってきたのです．それまで，ほとんど感覚のなかった私の手は，いったん視界から外れると今どこにあってどのような状態にあるのかがわかりませんでした．そのため，感覚が戻り，自分の手を動かしている感覚がわかるようになったことは，私にとって本当にうれしいことでした．そのときはあまりの喜びに，一人で何度も何度も動かして笑っていました．

　退院してから現在に至るまで，作業療法士に指導された自主トレーニングメニューを欠かした日はありません．最近，新聞を指先でうまく挟めるようになるなど，退院後にできるようになったことも増え，日々のリハビリテーションの大切さをしみじみと感じています．

症例 ③ NEURO-15により生活上の役割を再獲得

【1. 基本情報】

年齢，性別：57歳，男性

利き手：右利き

診断名：脳梗塞（左放線冠ラクナ梗塞）

障害名：右片麻痺

既往歴：糖尿病

現病歴：2007年1月に右片麻痺と構音障害で脳梗塞を発症．他院で急性期治療を施された後の同年2月9日に当科にリハビリテーション施行目的で入院された．同年3月10日に当院を退院した後は，当科外来に週2回の頻度で通院し，作業療法を継続されていたが，上肢麻痺の回復がプラトーに達したものと判断されたため，2008年6月25日にリハビリテーション目的での通院は終了とした．しかしながら，本人が麻痺側上肢の機能回復に強くこだわり続けており，さらなる訓練の継続を強く希望されたため，2009年4月16日に，TMS治療目的で当科に入院となった．

社会的背景・生活歴：妻と息子の3人ぐらし．発症前はコンビニエンスストアを経営していたが，現在は無職．発症後は散歩などをして過ごし，趣味である植木の手入れは行っていなかった．茨城県にある実家の庭の手入れができないことが気がかりである．

【2. ニード】

植木の枝を切れるようになりたい．実家の庭の手入れができるようになりたい．箸をうまく使いたい．パソコンのマウスをダブルクリックできるようになりたい．字を書けるようになりたい．

【3. 初期評価】

(1) 上肢機能評価

Br. stageは上肢Ⅴ，手指Ⅴ．感覚障害は認めなかった．麻痺側上肢の肩甲帯周囲の筋緊張が低く，リーチ時に体幹の側屈や肩関節挙上，外転，肘関節屈曲，前腕回内位などの代償動作が顕著に生じ，努力性であった．リーチ動作の際には肩甲帯周囲の支持性が低く，目的とする位置までリーチする際にはぶれが生じた．把持動作を施行すると手指の筋緊張が亢進し，動作に時間がかかった．

(2) ADL評価，基本動作

基本動作，ADLともに自立．ただし麻痺側上肢の使用頻度は低く，箸動作や書字は非麻痺側上肢を使用し，はさみは発症後は使用したことがなかった．

【4. 問題点】

#1. 肩甲帯周囲の筋緊張低下により上肢の支持性が低く代償動作が出現し，リーチ範囲が狭い．

#2. 代償動作などにより，手指の屈筋群の筋緊張が亢進しスムーズな把持動作が困難．

#3. できないとの思い込みによる麻痺側上肢の不使用．

#4. 麻痺側上肢の機能回復に対する強いこだわりと自信喪失および生活上の役割喪失．

【5. 治療目標】

①肩甲帯周囲の支持性を向上させ，代償動作を少なくすることによりリーチ範囲の拡大を図る．

②過剰な筋緊張の亢進を抑え，把持動作をスムーズにできるようにする．

③はさみの使用，書字など実際にできる動作の確認を行い，自信づけを行うとともに，庭の手入れという役割獲得までつなげる．

【6. 治療的介入と臨床経過】

(1) 身体機能に着目した治療介入と経過

治療目標①に関しては，上肢のプレーシング，ワイピング，カフェエクササイズ，肩甲帯周囲への加重訓練などを行った．治療目標②に関しては鏡を前に置き，正しい姿勢を自ら意識してもらいながら，お手玉やコーン，輪投げなどの把持・リーチ動作や前腕の回内外運動訓練を行った．

訓練中は，常に訓練士がそばに付き添い，代償動作が出現したときや姿勢が崩

れた場合は適時修正し，正しい姿勢を保てるよう促した．これらによって，介入3日目から「肩の力が抜けてきた」「歩くときに腕が振りやすくなった」「肘の曲げ伸ばしがスムーズになってきた」との発言が聞かれるようになった．また，リーチ動作の際に代償動作として出現する肘の外転が減少しはじめた．介入5日目には「指が開きやすくなった」「目的物に手を伸ばしやすくなった，ぶれが少なくなった」と話し，目的物に手をリーチする際にスムーズに手を伸ばすことが可能となった．介入7日目には過剰に力が入ってしまうことが減少し，鏡で確認しなくとも口頭指示にて正しい姿勢に修正することが可能となり，リーチ範囲・速度の改善が確認された．

(2) 麻痺側上肢使用に着目した介入と経過

治療目標③に関しては，訓練開始日から毎日食事は箸で食べることと，日記を書くことを症例に促した．これによって，退院時には，箸動作における食べこぼしが減り，書字は初期と比べ筆圧が強くなった．

枝切り動作に関しては，はさみで切る物品を1枚の紙から，アンデルセン工芸で用いる新聞紙を細く丸めた紙，花の茎，枯れ枝，外に生えている枝の順番で段階づけを行った．一つひとつできることを確認しながら，そのつど賞賛し自信づけを行った．訓練初日には「はさみは使ったことがない，できるかな？」と発言し，1枚の紙やアンデルセン工芸用の紙を切ることはできたが，枯れ枝は力が入らずはさみで切ることはできなかったが，このような介入により，7日目以降からは「手に力が入るようになった」との自覚がみられ，枯れ枝も切ることが可能となった．11日目には自ら「外の木の枝も切れると思う」と発言，実際に直径約1.5cm程度の枝を切ることができたため，「自分の手が戻ってきた」と満足そうに話した．訓練最終日には，外に咲いているツツジの花と枝を切り，訓練で作ったアンデルセンの花瓶に花を生け，周囲の患者から賞賛を得た．

15日間の介入後においては，代償動作の減少，過剰な筋緊張の低下から動作速度が向上しており，スムーズに課題が遂行できるようになった．箸，はさみ動作は麻痺側上肢を用いて行うことが可能となった．また，「書字はこれからも練習してみる」といった発言が聞かれるなど，作業活動を通じて，できないと思い込んでいたことにも挑戦したいという意欲が感じ取られるようになった．枝切り動作への取り組みも，「実家の庭の手入れもできるかもしれない」という自信をもたせることにつながった．

(3) 退院4週後の評価

退院4週後評価の際には「実家の庭の手入れができました．これからは病院に頼らず，自分でも意識して右手を使うようにします」との発言を聞くことができ，当初みられた麻痺側上肢へのこだわりが克服されたと思われた．なお，各種スケ

表1 各種スケールによる評価結果の推移

		入院時	退院時	退院4週後
ROM（度）	肩屈曲	135	135	135
	外転	135	135	135
Br. stage	上肢	V	V	V
	手指	V	V	V
上田式12階段片麻痺グレード	上肢	10	11	9
	手指	8	8	8
STEF（点）	右	63	72	75
	左	98	98	99
MFT（点）	右	24点	27点	24点
FMA（点）	全体	53/66	58/66	55/66
	肩	31/36	34/36	31/36
	手関節	7/10	7/10	7/10
	手	11/14	13/14	13/14
	協調性	4/6	4/6	4/6
WMFT（秒）		43.7	38.6	28.8
MAS	肘	1+	1+	1
	手関節	1	1	1
	前腕	1	1	1
	手指	1+	0	0

ールによる評価結果は，**表1**に示すとおりであり，手指のMASが減少したことに加えて，STEF，FMA，WMFTのスコアが向上していた．

【7．考察】

本症例は，訓練では麻痺側上肢の使用を試みるものの，実際の生活の中ではほとんど麻痺側上肢を使うことなく暮らしていた．しかしながら，NEURO介入の中で麻痺側上肢の使用を促し，日常生活の中で麻痺側上肢を使うことができるという自信づけを行ったことによって役割を再獲得させることができた．また，機能回復に関しては，介入3日後という早い段階で「肩の力が抜けるようになった」「腕が振りやすくなった」と，症例自身が今までコントロールできなかった筋緊張の低下を訴えていた．これより，本症例において当初は動作時にみられる筋緊張の亢進が動作を阻害する要因となっていたが，NEUROの介入が過剰な筋緊張を低下させた可能性が示唆されたといえる．NEURO介入後にみられたSTEFやWMFTといった動作速度を示す評価における点数向上にも，この筋緊張の低下が関与しているものと考えられる．

本症例は，発症後ははさみを触ることすらしなくなっていたが，今回の治療中

に1枚の紙をはさみで切れたことが自信となり，最終的にはさみで枝を切る動作や庭の手入れという役割獲得に至った．これは麻痺側上肢に対する意識の変革が大きく関与していると考える．本症例は，当初はいくつかの行為に関しては「もう自分はできない」と思い諦めていたが，前述のように介入後は「書字はこれからも練習してみる．自分の手が戻ってきた」と話すなど意識の変化が生じた．結果的に，行える動作が増え，さらなる挑戦や役割の再獲得につなげることができたことは，症例にとって大きな変化であったと考える．症例は，介入前は手が使えるようになればと漠然と手指の機能訓練にこだわっていたが，NEURO介入後に庭の手入れという役割を再獲得できたため，機能訓練に対するこだわりから解放され，新たな生活につなげられたのではないかと考える．

【8. まとめ】

麻痺側上肢の機能回復にこだわりを示すものの，実際の生活の中では使用する機会がほとんどなかった症例に対し，症例のニードに沿った具体的な作業活動を取り入れながらNEUROを行い，できる作業への認識を高め自信づけを行った．この結果，麻痺側上肢機能が改善されただけでなく，実際の生活の中で麻痺側上肢が使用できるという自信をもつことができ，庭の手入れという生活上の役割獲得につながった．

【9. 本人からのコメント】

2008年12月にテレビで磁気刺激治療の存在を知り，翌年になって安保教授の外来を受診，入院治療を受けることとなった．その年の4月，2週間の入院治療開始．磁気刺激治療の説明を受け大きな希望が膨らんだ．午前午後，毎日2回ずつの右脳への磁気刺激治療が行われ，カチッ，カチッという刺激音は最初はやや不気味．作業療法士によるリハビリテーションと自主トレーニングも最初はややハード．1日目，2日目はあまり変化はなかったが，3日目になると，先生の具体的指導もあり，5本の指を順番に握ったり開いたりの動作で指の分離が促されてきた．夜に寝ながら読書をしていると，なんと知らないうちに人差し指と親指で本のページをめくっていた．7日目になって，手の爪が伸びているのが気になって右手で爪切りを使ってみることにした．すると，発病以来，どうしても自分で切ることのできなかった左手の爪が，パチンと音を立てて切ることができた．この感動は一生忘れない．右手で左上腕や左肩を洗うことは，依然なかなかむずかしかったが，リハビリテーションを継続すればいずれはできそうな気がした．その後，作業療法士の勧めもあって，植木ばさみを使ってみたところ，細い枝であれば右手を使って切ることができた．庭いじりが趣味の私には，とてもうれしいこ

とであった．退院のときには，ほとんど諦めていた右手指が，かなり自由に動かせるようになっていた．この磁気刺激治療を施してくれた東京慈恵会医科大学の先生方，リハビリテーションを行ってくれた作業療法士の方々，入院中にお世話になった看護師の方々に，ただ感謝の気持ちです．

症例 ④ 若年性脳卒中に対するNEURO-15

【1. 基本情報】

年齢,性別：17歳,女性

利き手：右利き

診断名：脳内出血（脳動静脈奇形による左大脳皮質下出血）

障害名：右片麻痺

既往歴：特記事項なし

現病歴：2007年7月に突然の右片麻痺と失語で脳内出血を発症．都内医療センターで血腫除去術および異常血管網摘出術を受けた．その後にリハビリテーション病院でリハビリテーションを施行された．右下肢麻痺と失語は顕著に改善して復学するに至ったが，右上肢麻痺は残存した．リハビリテーション病院入院中に利き手交換はすでに行われていたが，「生活全般で右手を使いたい」と本人自ら治療を希望．TMS治療目的で，2009年9月15日に当院に入院となった．

社会的背景・生活歴：医学部進学を目指す都立高校2年生．部活動は行っておらず，予備校に通うなど受験勉強が中心の生活．趣味はドラム，ギターなどの楽器演奏．両親，弟と同居している（母がリハビリテーションに熱心である）．

【2. ニード】

日常生活で右手を使いたい．髪を結べるようになりたい．ゴム手袋（生物の授業にて使用予定）を着けることができるようになりたい．趣味のドラムを叩きたい．

【3. 初期評価】

(1) 身体機能評価

Br. stage右上肢Ⅴ,右手指Ⅴであり，右手での物品操作時に手指伸筋群の筋緊張亢進が目立ち，つまみ動作に時間を要した．全体的に易疲労性であった．右上

肢は物を押さえる際に使用するのみであった．

(2) ADL

FIMは124/126点であった．整容に際しては，ドライヤーを左手で操るも時間がかかってしまっていた．髪結い動作は，結髪位での母指の掌側外転が乏しく髪を持つことが困難であり，動作全体がぎこちなかった．洗体・洗髪には非麻痺側上肢のみを使用していたため，時間がかかった．

(3) APDL

通学のバス乗車時には左手にて手すりを持ち，左手で定期を出していた．学校生活においては，理科の解剖実験で必要となるゴム手袋の着用困難に不安を抱いていた．勉強をするときには，教科書を押さえるためにのみ麻痺側上肢を使用していた．ドラムには発症以来触れていなかったが，手関節が掌屈優位となるため，しっかりとバチを保持できず演奏は困難であった．

【4. 問題点】

#1．右上肢は耐久性の低下に加え，回内外動作と手関節背屈動作が乏しい．
#2．手指の異常筋緊張から，つまみ動作に困難を要す．
#3．右上肢の使用頻度は低下し，ADL・APDLに大きな支障をきたしている．
#4．学校の授業における物品使用に関して不安，悩みが多い．

【5. 治療目標】

①学業・趣味における上肢使用頻度の増加．
②肩甲帯の耐久性向上．
③前腕の回内外運動および手関節の背屈運動の向上．
④結髪位での手指分離運動向上．
⑤机上での手指分離運動向上．
⑥髪を結べるようになる．
⑦ゴム手袋を着けられるようになる．
⑧ドラムを叩けるようになる．

なお，⑥⑦⑧に関しては，患者本人と作業療法士が目標を共有する形で対応することとした．

【6. 治療的介入と臨床経過】

治療的介入として，ファシリテーション，上肢の空間保持動作訓練，回内外動作訓練，対立つまみ動作訓練を中心に行った．応用動作としては，「箸蔵くん（箸の自助具）」を用いたつまみ動作を試みさせ，日常生活で積極的にスプーン・フォ

表1 各種スケールによる評価結果の推移

		入院時	退院時	退院4週後
Br. stage	上肢	V	V	V
	手指	V	V	V
上田式12段階片麻痺グレード	上肢	12	12	12
	手指	5	5	6
STEF（点）	右	2	1	1
	左	93	97	92
MFT（点）	右	20	20	22
FMA（点）	全体	50/66	55/66	57/66
	肩	33/36	34/36	35/36
	手関節	3/10	6/10	7/10
	手	10/14	10/14	10/14
	協調性	4/6	5/6	5/6
WMFT（秒）		581	402	441
MAS	肘	1	0	0
	手関節	1+	1+	1+
	前腕	1+	1	1
	手指	1+	1+	1+

ークを使ってみるようにアドバイスをした．また，趣味であるドラムを叩く動作も自主トレーニングに取り入れた．さらに，患者が興味をもつ医学書のページめくり，髪結い動作，ゴム手袋を着ける動作，右手での書字，はさみの使用，マニキュアを塗る動作の練習も行った．

　これらを介入させたところ，介入早期から徐々に中枢部の支持性が向上しはじめ，それに次いで手関節の安定性が高まり耐久性も伴うようになった．応用動作としては，まず介入5日目に「箸蔵くんを食事で使ってみたい」との発言が聞かれ，髪を乾かす際に手ぐしで髪をとくことができるようになった．6日目に外出をした際には，レストランでスプーンとフォークを使って食事をすることができたのみならず，自然と皿に右手を添えることができ，お盆を両手で持っての食器の後片付けも行うことができた．同じ頃から，入浴時には洗体および洗髪を右手を使って行うようになり，「またドラムできるかな…」との趣味の再開に関する発言が聞かれるようになった．リハビリテーションに対する意欲は入院当初は半信半疑であったが，機能向上を実感できるようになるにつれて，意欲が徐々に向上しているとの印象をもった．

　退院時においては，中枢部の耐久性は向上しており，運動時の手指の異常筋緊張も軽減，より滑らかな動作が可能となっていた．ADL面では，髪を乾かす動作（左手でドライヤーを持ち右手で髪を揺らす）に要する時間が短縮され，飾りゴム

を用いた髪結いの手技もスムーズとなった．

　ゴム手袋は手指の異常筋緊張が軽減したことに加え，ベビーパウダーをつけワンサイズ大きな手袋を用いたことで，スムーズに着用することが可能となった．また，ドラムはバチを機能的に保持することが可能となり，わずかではあるが叩くこともでき，なんとか実際に音を出すことができるようになった．なお，訓練経過に伴って，笑顔が多くなり，日常生活でさまざまなことができるようになったことをうれしそうに話すようになった．「片付けてしまったドラムを出したい」「洗顔がしたい」など，新たな自発的目標を示唆する言葉も聞かれた．

　退院4週後の評価においても，右上肢機能はさらなる向上を示していた．たとえば，マグカップを右手で把持して飲水することができるようになり，ドライヤーを右手で持って揺らすことも可能となった．また，バス乗車時につり革につかまることもできるようになっていた．

　さらに退院18週後にも当科外来で評価を行ったが，その時点においては，自然と右手を使用し生活が送れるようになっており，たとえば，一人でショッピングに出かけることや，学校での文化祭に参加することもできるようになっていた．

【7．考察】

　発症後2年が経過した若年脳卒中症例にNEURO-15を介入させ，ADLの改善に加え学業・趣味での上肢の使用頻度の向上を図ることができた．また，医学部進学への意欲とドラムへの再挑戦の意欲をも賦活させることができた．これは，①患者の意向を支持し正のフィードバックを実施，使用物品の選択に留意したことにより意欲が向上したこと，②段階づけた集中的機能訓練を実施し身体機能面での能力の向上を図ることができたこと，さらに，③ニーズに合った具体的なADL動作を随時アドバイス・導入することで上肢使用頻度が増加したこと，が好循環をもたらし，結果として，習慣の再構築，すなわちlearned non-use（学習性不使用）の解消と，大脳における機能的再構築を促したものと考えられる．また，本症例で特筆すべきこととして，NEURO-15終了後（退院後）においても（rTMSを行うことなく），自主トレーニングを中心としたリハビリテーションの継続のみで，さらなる機能回復を示したということがある．これは，大脳の可塑性に富む若年患者本人が，自らの将来に大きな夢と希望をもち，さまざまなことにチャレンジをしていったことが最大の原因であろうと考える．同時に，rTMSによってもたらされた大脳の可塑性の高まりが，legacy effect（遺産効果，治療終了後にも，治療効果が持続すること）として長期にわたり持続していたことも示唆している．

　本症例のように女子高校生は，さまざまなことに興味・関心があり，幅広く趣

味をもっていることが珍しくない．よって，ひとたび障害された手指機能の改善が，多方面に有益な効果を生み出し，患者のQOLを大きく向上させることも十分にあり得る．このことから，若年性脳卒中患者に対しては，むしろ成人症例よりも，積極的にNEUROを介入させるべきかもしれず，可塑性の違いからその効果も大きくなることが期待される．

【8. まとめ】

発症後2年経過した若年性脳卒中症例に対し，NEURO-15を行った．その結果，上肢機能の改善のみならず意欲の改善も認められ，ADL・APDLにおける麻痺側上肢の使用頻度が増加した．これより，若年性脳卒中症例に対するNEURO-15の有用性が示された．

【9. 本人からのコメント】

TMS治療を受ける前の私は，日常生活で麻痺のある右手を使うことがとても困難で，使いたくても使えないという状況でした．もともと楽器を演奏することが大好きだった私は，片手の生活になり楽器の演奏という楽しみも，外に出かけて自分で買い物をするという楽しみも失って，何に対しても自信がもてなくなっていました．そんなとき，TMSという治療を知り，実際にその治療を受けられることになって，不安に思うこともなく，「今以上に右手が使えるようになるかもしれない」という希望だけをもって治療にいどみました．入院中は一生懸命リハビリをしました．その結果，退院する頃には，今まで使えなかった右手でフォークやスプーンを使えるようになり，両手で自分の髪を結べるようになり，ネックレスを自分でつけられるようになり……自分でも驚くほど右手でいろんなことができるようになっていました．また，右手が使いやすくなったので，一人で出かけて買い物をしたり，街をぶらぶらしたりと行動的になり，毎日が楽しくなりました．そして，少しずつなんでもチャレンジしてみよう！と前向きな気持ちをもてるようになりました．TMS治療を終えた今，本当に治療を受けてよかったと思っています．今の楽しい生活は，TMSという治療，そして何より治療してくださった先生方，作業療法士の先生方のおかげです．ありがとうございました．私はこれからもリハビリを続け，もっともっとよくなるよう頑張っていきたいと思っています．

症例⑤ NEURO-6により麻痺側上肢機能が顕著に改善

【1. 基本情報】

年齢，性別：57歳，男性

診断名：脳梗塞（左放線冠）

障害名：右片麻痺

既往歴：高血圧，糖尿病

現病歴：2007年8月14日に右片麻痺が出現し，救急搬送され，脳梗塞（左放線冠）と診断された．その後，急性期病院からリハビリテーション病院へ転院し，セルフケアは自立し自宅退院となった．その後も自主訓練を中心にリハビリテーションを継続していた．2010年6月23日〜28日，当院の脳卒中後上肢片麻痺に対する集中的作業療法とTMSの併用療法（NEURO-6）を実施することとなった．

社会的背景・生活歴：妻と2人ぐらし．発症前は空港にて地上業務に従事し，管理業務と接客業務を中心に行っていた．発症後は退職し，リハビリテーション中心の生活を送るが，現在は週に数日デスクワーク（パソコン操作）の仕事をしている．

【2. ニード】

パソコンのマウスを使いたい．Yシャツのボタンをうまくつけはずししたい．

【3. 初期評価】

(1) 上肢機能評価

表1参照．中枢部の支持性が低く，上肢挙上位では肩の代償動作がみられていた．また肘関節，前腕部の随意性低下，示指の伸展不十分により，円滑な動作や巧緻動作が困難であり，実用性の低い状態であった．

(2) 生活動作（麻痺側上肢の使用状況）

コップ程度であれば，把持・移動が可能であったが，それ以上の大きさの物や

小さな物になると把持が困難な様子であった．また示指の伸展や前腕回外ができず，パソコンのマウスやキーボードの操作，シャツのボタンはめ動作などは困難であった．

【4.問題点】

＃1．中枢部の支持性の低下による上肢挙上位での肩の代償動作の出現．
＃2．随意性の低下による肘伸展，前腕回外困難．
＃3．示指伸展困難．
＃4．＃1〜＃3による麻痺側上肢の円滑な動作および巧緻動作困難と，それに伴う実用的な使用頻度の低下．

【5.治療目標】

①肩甲帯周囲の支持性向上．
②肘関節，前腕部の随意性向上．
③示指伸展向上の促進．
④パソコンのマウスの操作や更衣動作の改善．

【6.治療介入と臨床経過】

訓練内容は肩の代償動作の軽減，前腕の回外動作の獲得，ピンチ動作の獲得を目標としてプログラムを作成した．訓練室では，机上サンディング，リーチ動作，ブロックつかみ，おはじきつまみ，Yシャツ着替えなどを実施した（**図1**）．またぬり絵，電卓計算，おはじき操作などアクティビティ提供を中心に自主訓練を指導した．その際に，症例に対し，各訓練の目標を十分に説明したうえで訓練を行

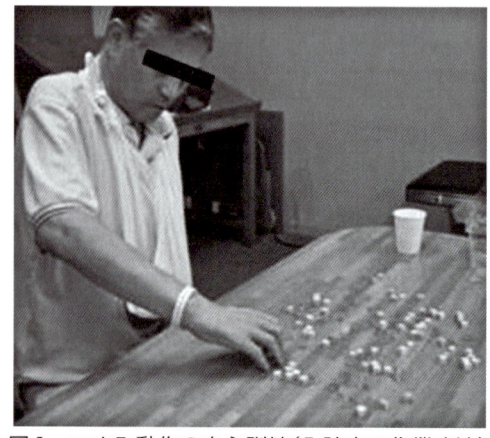

図1 つまみ動作の自主訓練（入院中の作業療法）
意欲的に訓練を実施している．

表1 上肢機能評価（麻痺側，症例⑤）

		介入前	介入後	4週後
Br. stage	上肢	V	V	V
	手指	V	V	V
上田式12階段片麻痺グレード	上肢	10	10	10
	手指	8	9	9
STEF（点）		52	49	68
FMA（点）	合計（/66）	49	53	53
	肩	24	28	28
	手関節	9	9	9
	手	12	12	12
	協調性	4	4	4
WMFT（秒）	時間（秒）	75.6	30.6	43.6
	FAS	48	48	49
10秒テスト（回）	grip and release	7	13	9
	finger individual movement	18	23	23
	hand pronation and supination	8	21	20
	finger tapping	13	23	23
握力（kg）		11.6	17.3	16.7
ADL上での使用状況		使用意欲は強いが，円滑な動作，巧緻動作が困難	衣服のポケットへの出し入れが容易になる	パソコンのマウスのクリックが可能，更衣動作への麻痺側上肢参加頻度向上

った．それに対し，症例も訓練に対する疑問や改善点などを質問してくる場面がみられた．

　介入3日目頃より，動作の円滑性が向上し，肩関節の代償動作も軽減した．また症例自身も代償動作の抑制を意識したり，筋緊張の過剰な亢進に対して適宜訓練を中止したりストレッチングをしたりと，自らよりよい麻痺側上肢の使用方法を獲得していった．

　プログラム最終日になると，疲労のためか筋緊張が亢進してしまう場面もみられたが，症例自身でコントロールしながら，最後まで積極的に訓練を行うことができた．

　退院後も，入院中の訓練を参考に，机上サンディング，リーチ動作，ブロックつまみなどの自主訓練やADL上での麻痺側上肢の使用促進を指導した．

(1) 上肢機能評価

　肩甲帯周囲の支持性向上に伴って，操作性が向上し，上肢のスムーズな動作を獲得することができた．また示指の伸展が行えるようになり，母指と示指の指腹つまみも可能となった．各種スケールによる評価結果は**表1**のとおりである．

(2) ADLでの麻痺側上肢の使用状況

ADLでの大きな変化として，示指が伸展できるようになり，ズボンのポケットに手を入れやすくなったこと，パソコンのマウスの操作でクリックがしやすくなったこと，またシャツのボタンはめにおいて，依然として実用的ではないが，時間をかければ行えるようになったことが挙げられる．

プログラム終了4週後の評価（表1）では，介入後と比べ低下した項目もみられたが，ADL場面での麻痺側上肢の使用頻度は維持されていた．

【7. 考察】

本症例はもともとリハビリテーションに対し，とても意欲的な症例であった．そして今回のNEURO実施においても，その姿勢は変わらず，各訓練課題を自主的に取り組む姿勢が見受けられた．そこで本症例の"向上心"に着目し，各訓練課題における目標や段階づけを十分に話し合い，ゴールを共有することを心がけた．そうすることによって，適切な訓練課題や難易度を選択することが可能となり，本症例とセラピストが一緒に治療を築き上げていくことが可能となった．結果的に6日間という短い治療期間においても，麻痺側上肢の機能向上を認め，日常生活における麻痺側上肢の使い方のポイントや管理方法を獲得し，パソコンのマウスのクリックやYシャツのボタンはめの動作などにおいて，以前に比べて自然と麻痺側を使用する様子がみられた．また退院後も自主訓練を十分に遂行できたことで上肢機能が維持され，介入前よりもADL場面において実用的な上肢を獲得することができた．

【8. まとめ】

本症例のように，NEUROを実施するうえで大切なことの一つとして，症例の意欲を引き出し，能動的な訓練を提供することが挙げられる．なぜなら各症例において麻痺側上肢を意欲的に使用できる状況を発見し，提供できたならば，入院中だけでなく退院後も自主訓練を継続することが可能といえるからである．そのためには，各症例の興味や価値をとらえ，それを反映できるような訓練課題やアクティビティを考案することが必要である．

【9. 本人からのコメント】

私は55歳のとき，8月に散歩中突然右足がガクンとなり歩行不可能になりました．その場でいったん元に戻り歩けるようになりましたが，緊急病院に自分から駆け込みその場で入院，ラクナ脳梗塞と診断されました．2週間入院し，その後リハビリテーション病院で2か月間，回復期のリハビリテーション治療を受けま

症例⑤ NEURO-6により麻痺側上肢機能が顕著に改善

した．退院時は杖と右足オルトップ装着の状態でした．

　自宅近くのリハビリテーション医院で週3回の厳しい理学療法訓練と週1回の作業療法訓練を続け，1年後には杖，オルトップなしでどうにか歩けるまでになりました．仕事も辞め，リハビリテーションに専念しました．

　発症からおよそ2年後の春に東京慈恵会医科大学病院のTMS療法を紹介され，6月に1週間の入院治療を受けましたところ，今まで曲がっていた右人差し指がまっすぐに伸びるようになり，かつ親指と人差し指で物をつまむことができるようになりました．

　大事なことは，入院中教えていただいた作業療法の毎日自宅でできるリハビリテーションの実践です．リハビリテーションは，嘘をつきません．毎日コツコツと各自の自主訓練メニューを必ず実践してTMS療法を受けると，必ずや状態はよくなると確信いたしております．

症例⑥ 外来通院下でNEURO-6を施行

【1. 基本情報】

年齢，性別：50代，女性

利き手：右利き

診断名：ラクナ梗塞（左放線冠）

障害名：右片麻痺

既往歴：特になし

現病歴：2007年9月29日，書字困難を自覚したが放置していた．翌日，右上肢の痺れが強くなり，A病院へ救急搬送された．MRI（DWI）にて左放線冠のラクナ梗塞が認められた．同年10月27日，回復期リハビリテーションB病院へ転院．同年12月7日，自宅退院．その後通院にてリハビリテーションを継続していた．2008年9月18日，さらなる上肢機能改善目的にて当院リハビリテーション科を受診された．外来通院にてNEURO-6を実施することとなった．

社会的背景・生活歴：一人ぐらし．息子2人は独立している．仕事は大学教授をしており，講演会や勉強会など精力的に活動していた．

【2. ニード】

右手でパソコンの操作がしたい．右手で字を書きたい．

【3. 初期評価】

(1) 上肢機能評価

Br. stageは上肢Ⅴ，手指Ⅲ．感覚障害はなく，関節拘縮も認めなかったが，麻痺側上肢の遠位部に筋緊張亢進を認めた．中枢部の動きはスムーズであったが，耐久性に乏しく，何度かリーチ動作を行うと動きが少なくなってしまう状態であった．母指，示指の伸展がわずかに出現する程度であったが，上肢の使い方がうまく，形状によっては物品の把持が可能であった．努力性の動きにならないよう

に意識できる場合のみ，ゆっくりだが細かい物の把持もなんとか可能であった．

(2) 生活動作（麻痺側上肢の使用状況）

生活場面では，両手で歯ブラシを持つなど，両手動作を取り入れるなどの工夫をして，積極的に右手の使用を試みてはいたが，動作が行いにくい点や時間がかかってしまう点などから，左手中心の生活を送っていた．ADL・IADLは左手にて自立していた．ニードであるパソコン操作や書字は右手ではほとんど行っておらず，「できないです」との発言が聞かれた．

【4. 問題点】

♯1. 肩甲帯周囲の支持性低く，上肢挙上位での動作が困難．
♯2. 手指屈筋群の筋緊張が亢進しており把持動作が困難．
♯3. 上記により巧緻性が低下し，生活場面での麻痺側の不使用が生じている．

【5. 治療目標】

①肩甲帯周囲の支持性の向上．
②手指分離動作の強化．
③書字機能獲得への基本の確立．

【6. 治療的介入と臨床経過】

本症例に対し，計5回の外来作業療法（最終評価日を除く）を施行した．訓練室での作業療法に加え，自主トレーニングの指導を重点的に行い，自宅でのリハビリテーションを集中的に行ってもらった．作業療法の内容と症例にみられた変化を**表1**に示す．

訓練当初は中枢部の安定性向上を目的に，中枢部のワイピングなどを中心に実施した．自宅でも行ってもらうために，ポイントを伝え，自主トレーニングの時間を作ってもらった．3日目頃から「手指の緊張が落ちやすくなった」との発言が聞かれたため，把持動作訓練に切り替え，つまみ動作を行う際も肩の代償が入らないように口頭にて注意をして，フィードバックをくり返させた．訓練時は適宜ストレッチを入れてもらい，努力性の動作の出現をおさえるように促した．4日目はサインペンにて名前が書けるようになった．それを機に毎日右手で書字の練習をするようになった．5日目は耐久性が低く実用までではいかなかったが，箸を使うことができた．そして，自主トレーニングの再確認を行い，プログラム終了となった．

NEURO-6介入前，介入後，4週後の検査結果を**表2**に記す．

検査結果では，NEURO-6介入後STEF（Simple Test for Evaluating hand

表1　作業療法の内容と症例の変化(症例⑥)

	作業療法の内容	症例の変化
1日目	【目的】中枢部の安定性向上 【自主トレーニング指導】 ①ワイピング ②プレイシング（棒） ③肩甲帯の運動	
2日目	【目的】中枢部の安定性向上 【自主トレーニング指導】 ①プレイシング（ボール） ②肩甲帯の前方突出運動	「手の緊張が落ちやすくなった」や「歩行時に手を振りやすくなった」と述べた．
3日目	【目的】把持動作 【自主トレーニング指導】 ①ブロックつまみ ②伸筋へのブラッシング	ブロックをつまむ動作では、手指の伸展が出やすくなる．
4日目	【目的】動作練習 【自主トレーニング指導】 ①サインペンによる書字	「発症後初めて右手で字を書いた」と述べ、自宅で書字の練習を始めた．
5日目	【目的】自主トレーニング確認 【自主トレーニング指導】 ①書字・箸動作の練習 ②自主トレーニングのポイントの再確認	箸（介助箸・普通箸）で物をつまむことができた．「発症後初めて右手で箸を使った」と述べた．

Function)，FMA (Fugl-Meyer Assessment)，WMFT (Wolf Motor Function Test)，握力にて改善が認められた．物の把持は，磁気刺激に加え適宜ストレッチをすることで手指屈筋群の筋緊張が落ちやすくなり，くり返しのつまみ動作が可能となった．それに伴い，FMAの手指項目やSTEFの各項目にて改善が認められた．また，肩の代償運動が入らないように意識することができ，スムーズなリーチ動作も獲得した．

　生活場面での変化としては，NEURO-6介入後では，「平泳ぎがやりやすくなった」「歩くとき手が軽くなった」「ペンが持てるようになった」「仏壇のお鈴が持てるようになった」「洗顔ができるようになった」などの発言が聞かれた．

　当院で作成した評価表JASMID (Jikei Assessment Scale for Motor Impairment in Daily living，生活場面での麻痺側上肢の「使用頻度」と「主観」を評価するもの）においても，生活場面での麻痺側上肢の「使用頻度」が向上し，主観的な「動作の質」も改善していた．その中でも今まで行わなかった「雑巾・タオルを絞る」「髪をくしでとかす」「靴下をはく」などの動作を麻痺側上肢で行うようになったことは大きな変化であった（表3）．

　4週後の評価でも，機能の維持が認められた．生活場面においては，「トイレットペーパーを右手でちぎるようになった」「右手でボールペン書字の練習をするようになった」「牛乳を開ける際に右手を使うようになった」などの発言が聞かれ，

表2 各種スケールによる評価結果の推移

		介入前	介入後	4週後
Br. stage	上肢	V	V	V
	手指	Ⅲ～Ⅳ	Ⅲ～Ⅳ	Ⅲ～Ⅳ
STEF（点）	右	3	22	16
	左	92	95	95
FMA	全体	41/66	48/66	48/66
	肩	30/36	31/36	31/36
	手関節	4/10	5/10	5/10
	手	4/14	9/14	9/14
	協調性／スピード	3/6	3/6	3/6
WMFT（秒）		381.3	117	225.8
10秒テスト（回）	grip and release	6	4	4
	finger individual movement	3	4	6
	hand pronation and supination	8	10	12
	finger tapping	0	0	0
握力（kg）		4.7	7.0	8.7
MAS	肘	屈1	屈1	屈1
	手関節	屈1	屈1	屈1
	前腕	0	0	0
	手指	屈1+	屈1	屈1+
JASMID（当院作成）（表3）	使用頻度	85.3	95.6	90.0
	動作の質	37.3	62.2	43.0

JASMID：Jikei Assessment Scale for Motor Impairment in Daily living

生活場面で麻痺側上肢を使う頻度が向上している様子がうかがえた．

【7. 考察】

　本症例は，NEURO-6の短い期間，外来通院という特殊なケースであった．しかし，リハビリテーションに対する意識が高く，ポイントをしっかり意識することが可能であったため，うまく分離運動が引き出され，改善が得られたと考える．ニードである「パソコン操作」や「書字」は実用的な使用にまでは至っていないが，自らボールペンにて自分の名前を書くようになり，今回の取り組みを通して，「できる動作」として認識することができたと思われる．また，できることが一つ増えることで，さらに他の動作にも挑戦する気持ちが生まれ，麻痺側上肢の使用頻度が向上したと思われる．

表3　NEURO-6介入前後のADLの変化（症例⑥）―JASMIDによる評価

動作項目	使用頻度	動作の質
1. ペンで字を書く	1→4	1→2
2. 箸で食事をする（おかずをつかむ）	2→4	1→2
3. 歯ブラシで歯を磨く	5→5	1→3
4. 手の爪を切る	5→5	2→3
5. 両手で傘を開き，さす	5→5	3→3
6. 化粧／髭剃りをする	5→5	2→2
7. 両手で顔を洗う	5→5	2→4
8. シャツのボタンをはめる	3→5	1→3
9. 雑巾・タオルを絞る	0→4	0→3
10. 新聞・雑紙をめくって読む	5→5	2→3
11. ペットボトルの蓋の開閉をする	5→5	2→3
12. トイレットペーパーをちぎる	3→5	2→3
13. 髪をくしでとかす	0→5	0→3
14. 缶ジュースを開ける	5→5	2→3
15. 靴下をはく（両足）	0→5	0→3
16. ベルトを締める・ブラジャーをつける	5→5	2→3
17. ハンガーに上着をかける	5→5	2→3
18. 財布から小銭を出す	5→5	2→3
19. 靴紐を結ぶ	0→0	0→0
20. ネクタイを結ぶ／ネックレスをつける	0→0	0→0

JASMID（Jikei Assessment Scale for Motor Impairment in Daily living）
上肢麻痺に対する日常生活動作の「使用頻度」と「動作の質」を評価する主観的スケール．「使用頻度」は6段階，「動作の質」は5段階評価となっている．「使用頻度」は，得点が高いほうが頻度が高く，「動作の質」は得点が低いほうが困難であることを示している．なお，表中は介入前→介入後の評価結果である．

【8. まとめ】

　短期間であったが，患者のリハビリテーションに対する意識が高く，良好な結果を得ることができた．今後もさらなる機能改善が期待できる症例である．

【9. 本人からのコメント】

　去る年9月末の未明，57歳で右麻痺となり救急搬送されましたが，当直脳神経外科医の「大丈夫，朝になったら帰れる」の言葉だけで8時間放置されたのです．2週間後，ラクナ梗塞の治療が終わり，「右手はもう動かない」の御宣託でした．失意大きく，リハビリテーション病院へ転院したものの，ひたすら"こわばり"をとるためのストレッチをしました．12月退院，『奇跡の脳』（ジル・ボルト・テイラー著，新潮社，2009）を読み，右手の回復を決心した頃，かすかな動きが出てきました．鍼灸，水泳，マッサージ等，挑戦しました．翌年10月，安保先生の

TMS治療で痙性がやわらぎ，あれほど強かった「こわばり」が溜まらなくなりました．12月，親指の動きがよくなり，「つかんで離す」や，「本を押さえる」ことがやりやすくなりました．毎朝，医師だった夫の遺影に向かい，右手でおりんを鳴らしています．勉強する医師に感謝します．

「障害を，越えて燃やして，生きんかな，人は様々，夢もさまざま」．

症例⑦ 重度感覚障害を伴う症例に対するNEURO-15

【1. 基本情報】

年齢，性別：53歳，男性
利き手：右利き
診断名：脳内出血（右被殻）
障害名：左片麻痺
現病歴：2007年11月に広島県で脳内出血を発症し，同県内の総合病院にて保存的に急性期治療を施行された．同年12月，同県内リハビリテーション病院に転院してリハビリテーションを施行され，同院を退院する時点ではT字杖使用による歩行が自立，ADLも自立するに至っていた．その後に復職したが，左上肢の運動障害が残存していたため，それに対するTMS治療を希望されて，2009年9月3日に当科に入院となった．
社会的背景・生活歴：公務員（事務職）として働いている．妻，子ども2人との4人ぐらし．性格はおとなしくて真面目．リハビリテーションに対し非常に意欲的．

【2. ニード】

左手で傘を持って移動したい．（右手で杖を持って歩くため）左手で何かを持ちながら移動したい．左手でフォークを使って洋食を食べたい．入浴時に両手でタオルを絞りたい．左手で右手の爪を切りたい．歩行時に左手が緊張しないようにしたい．

【3. 初期評価】

入院時においては，T字杖使用にて歩行は自立していたが，歩行時に左上肢・手指にて屈曲パターンの出現がみられた．

(1) 上肢機能評価（詳細は表1に記載）

Br. stage：上肢Ⅳ，手指Ⅳ．FMA：45/66点．WMFT：846秒．麻痺側上肢では表在感覚，深部感覚のいずれも重度に障害されていた（末梢部に，より顕著

である）．麻痺側上肢中枢部では，動作時に筋緊張が異常に亢進し，肩の代償動作が著明に出現した．また，中枢部の耐久性は低く，動作後に「かなり疲れる」との訴えも聞かれた．上肢末梢部では，中枢部の支持性低下による筋緊張コントロール不良に加え，重度の感覚障害が影響し，末梢部異常筋緊張となり，操作性の低下が引き起こされていた．そのため，結果的に生活動作にて補助的に上肢を使用することも困難な状態であった．

(2) ADL・APDL

ADLは利き手である右手を使用することで自立．麻痺側上肢は，仕事上で書類を押さえるときに用いるのみで，日常生活ではほとんど使用していない状態であった．これについて患者は，「緊張が高くなって使いたくても使えない」と話していた．

【4. 問題点】

#1. 中枢部の耐久性・支持性の低下や重度の感覚障害を原因として，筋緊張のコントロール不良および末梢部操作性低下がみられる．

#2. 機能低下に伴い，生活上で求められる両手動作遂行が困難となっており，麻痺側上肢の使用頻度低下を招いている．

【5. 治療目標】

(1) 短期的目標

中枢部支持性の可及的改善，筋緊張コントロール，動作の再学習．

(2) 長期的目標

①両手でタオルを絞る．
②左手で傘を持って移動する．
③左手でフォークを使用して肉を押さえ，右手で肉が切れる．
④具体的動作の獲得により，麻痺側上肢使用に対する意識をもち，自信がつく．

【6. 治療的介入と臨床経過】

入院期間である15日を，およそ5日ごとに前期・中期・後期に分け，機能変化に伴い訓練内容やアプローチの割合を変化させながら対応することとした．以下にその介入内容と経過を具体的に示す．

(1) 前期

目的：中枢部の耐久性・支持性向上．

介入内容：プレーシングやワイピングを中心に実施．中枢部の動きを徒手的に誘導し，鏡を用いて視覚的フィードバックをすることで代償動作の軽減を図った（訓練の比重は，中枢：末梢＝7：3）．

経過：中枢部の支持性およびコントロールが向上した．介入3日目には，本人より「動きがスムーズになった」と筋緊張亢進の軽減を自覚する発言が聞かれた．介入5日目には「動かしていても疲れなくなった」との発言が聞かれた．

(2) 中期

目的：末梢部筋緊張のコントロール性の向上．

介入内容：対立位での物品つまみ，パテ潰しを実施．対立動作の動きを徒手的に誘導し，末梢部コントロールの向上を図った（訓練の比重は，中枢：末梢：複合＝5：3：2）．

経過：中枢部の支持性およびコントロール性の向上に伴い，末梢部コントロールも徐々に安定した．肘屈曲90度，前腕中間位での棒把持が可能となり，介助なしにてパテ潰しが可能となった．しかしながら，感覚障害を呈しているため，視覚的代償を必要とした．

(3) 後期

目的：具体的動作の獲得．

介入内容：具体的動作訓練・方法および自助具の検討．複合動作として空間での物品操作を，具体的動作訓練としてタオル絞り，傘を把持した状態での歩行，フォークを把持しパテを押さえナイフで切ることなどを実施した（訓練の比重は，中枢：末梢：複合＝4：3：3）．

経過：タオル絞りは訓練時に加え，入院中の入浴時にも実施していただき，動作が可能であることを確認した．方法・自助具の検討として，傘は把持する部分の柄を太くし把持するようにした．フォークは柄を太くし前腕中間位で把持するようにした．爪切りは自助具（台付爪切り）を使用することで，麻痺側で右手の爪を切ることが可能であった．このように遂行できたことに対して，「できましたね」「うれしいな」などの発言が聞かれ笑顔もみられた．入院中においては訓練以外の場でも生活場面で麻痺側上肢を使用しようとする姿勢がみられた．

自主トレーニングメニューは，中枢部中心の内容とした．介入初期は疲労しやすい状態であったため，トレーニング時間・量ともに少ないものから始め，徐々に増やしていくこととした．

これらの治療的介入を行ったところ，麻痺側上肢における中枢部耐久性・支持性の向上および肘関節から末梢部にかけての筋緊張のコントロールが向上した．これに伴い，生活動作上においては，補助手としての麻痺側上肢の使用が可能となった．具体的な改善点は以下のごとくであった．

■フォークの把持：柄を太くし，前腕中間位で把持することで使用が可能となり，肉を押さえることができた．

■傘の把持：傘は把持する部分の柄を太くし，把持および柄の近位部を肩にかけ

表1　各種スケールの評価結果

		入院時評価	退院時評価	退院4週後
Br. stage	上肢	Ⅳ	Ⅴ	Ⅴ
	手指	Ⅳ	Ⅴ	Ⅴ
上田式12段階片麻痺グレード	上肢	7	10	10
	手指	7	7	7
STEF（点）	左	0	1	1
MFT（点）	右	20	20	22
FMA（点）		45/66	47/66	47/66
WMFT（秒）		846	607	453
感覚系		重度鈍麻	重度鈍麻	重度鈍麻
MAS	肘関節	1+	1	1+
	手関節	1+	1+	1+
	前腕筋	1+	1	1+
	手指	2	1	1
耐久性		上肢疲労感 ++	疲労感 −	疲労感 +

る2点固定をすることで使用が可能となった．

■タオル絞り：実際の入浴時に両手でタオルを絞ることが可能となった．

■爪切り：自助具（台付爪切り）を使用し，左手前腕部を使用して右手の爪切りが可能となった．

　退院4週後の時点においても，全体的に上肢機能は維持されており，麻痺側上肢の使用状況は，「両手でのタオル絞り」や「傘の把持」「爪切り」など入院中に習得した動作に加え，「ビール瓶の栓を抜く際に左手で瓶を支える」「左手で右手を洗う」など新たな動作の獲得もみられ，使用頻度が増加していた．これに加え，「自宅でも生活の中でまずは左手を使ってみようと思うようになった」「左手を使用する頻度が増えた」と，麻痺側上肢使用に対する意欲的な発言が聞かれるようになっていた．各種スケールによる評価結果の変化は，**表1**に示した．

【7. 考察】

　脳内出血発症から1年半以上経過し，重度の感覚障害を呈した本症例は，治療前には生活上麻痺側上肢を使用しておらず廃用手レベルであった．このような症例に対してNEURO-15による介入と生活上の工夫・自助具の提供をしたところ，補助手レベルに至るまでの改善をもたらすことができた．

　本症例では，特筆すべきは，麻痺側上肢に重度の感覚障害がみられていたことである．一般に感覚障害の存在はリハビリテーションの阻害因子であるのみならず，機能回復の妨げにもなるといわれている．しかしながら，反復性経頭蓋磁気

刺激（rTMS）を用いると同時に視覚的フィードバックを用いて，かつ作業療法士の運動介助を行いながらの動作の促しを行うという本症例に対する介入方策が，臨床的に有益に作用し，麻痺側上肢の機能回復をもたらしたものと考えられる．

　本症例は，介入時より具体的なニードを挙げていたため，目標を共有し段階づけをしながらかかわることができた．リハビリテーションにおいて達成感と自信は非常に重要であるが，本症例ではニードを達成できたことによって，麻痺側上肢使用に対する自信が大きくなり，使用頻度の向上につながったのではないかと考えられる．実際に本症例においては，退院後に自らさまざまなことにチャレンジしており，新たな動作の獲得もみられた．これは，（より容易な動作ではあったが）入院中に達成感と自信を与えることができたからであろうと考える．リハビリテーション内容の工夫・自助具の提供を通して，今回の介入は，機能回復のみならず意欲・使用頻度の向上をもたらし，実生活における麻痺側上肢の継続的使用につながったことは私たちにとっても非常に喜ばしいことであった．rTMSを用いながら集中的作業療法を行うというNEUROプログラムの提供は重要であるが，リハビリテーションを成功させるためには本症例でみられたように，患者本人の意欲と努力が必要不可欠であることを，あらためて痛感した．

【8. まとめ】

　上肢麻痺と重度の感覚障害を呈し，生活上麻痺側上肢を使用していなかった症例に対して，訓練の段階づけを意識しながら，動作の工夫と自助具の提供を含めてNEURO-15プログラムを行った．その結果，患者本人が自らの身体能力を自覚し，具体的動作の獲得から麻痺側上肢使用に対する意欲・自信・達成感を得て，使用頻度の向上，実生活における新たな動作の獲得につながった．

【9. 本人からのコメント】

　磁気刺激治療を受ける前，私の手の親指と人指し指は曲がったままの状態で固まってしまい伸ばすことができなかったため，物をつかむとか握るといった動作はできませんでした．治療を受けはじめてから3日目までは特にこれといった変化もなく，本当によくなるのかなといった不安な気持ちと焦りが出はじめてきていました．ところが，4日目の磁気刺激治療を受けている最中に突然，親指と人指し指が伸ばせるようになりました．この時の感動は今でも忘れることができません．入院中，作業療法士の皆さんも本当に親身になって治療に携わってくださり，退院時には退院後の自主トレーニングメニューもアドバイスしていただきました．現在も，そのメニューに従って訓練を続けており，退院時より少しではありますが状況がよくなってきているようです．現在は，タオルを絞ったり，麻痺

した手で缶コーヒーを握って蓋を開けたりなどもしており，今後とも，粘り強く訓練を続けていこうと考えています．

第Ⅵ章 脳卒中上肢麻痺の回復に限界はあるのか

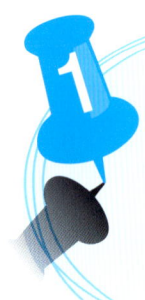

1 適応基準の変遷

　第Ⅳ章に書かれているNEUROの適応基準と現在，外来診察にて入院の可否を決める適応基準とは異なる．以下に東京慈恵会医科大学リハビリテーション医学講座のホームページ（http://jikei-reha.com/）に載せてある適応基準を示す（一部抜粋）．

表1　附属病院におけるTMS治療の適応基準 平成22年〜

　TMS治療は確かに有効な脳卒中の治療法と思われますが，残念ながら現時点ではすべての脳卒中患者さんに効果がみられるわけではありません．よって，TMS治療は，以下の適応基準をすべて満たしている方しか現在適応がありません．

(1) 年齢が16歳以上である．
(2) 認知機能に問題がない（認知症ではない）．
(3) うつ病でない．
(4) 透析をしていない．
(5) 頭蓋内に金属（クリップなど）が入っていない，心臓ペースメーカーが入っていない．
(6) 少なくとも一年間は痙攣の既往がない（脳波検査で異常がない）．
(7) 全身状態が良好である（発熱，栄養障害，重度心疾患，体力低下などがない）．
(8) 日常生活が自立している（自ら移動できるなど生活上では介助が要らない）．
(9) 脳卒中（脳梗塞，脳内出血，クモ膜下出血）を原因として上肢麻痺もしくは失語症を呈している．

A：上肢麻痺
→手首を曲げないで，指でグーパーができること．
少なくとも母指・示指・中指の3指が曲げたり伸ばしたりできること．

1)～9)のうち当初と比較して，追加や明確化した項目は，「1) 年齢が16歳以上である．3) うつ病でない．4) 透析をしていない．A：上肢麻痺→手首を曲げないで，指でグーパーができること．少なくとも母指・示指・中指の3指が曲げたり伸ばしたりできること．」である．

将来的には，適応年齢を下げるつもりでいるが，本章4の，「rTMS治療のさらなる発展を目指して－rTMS治療のこれから」で述べたような問題もあることを加味しなければならない．また，産婦人科医や小児科医の不足は，多く報道され認知されていることであるが，リハビリテーション医も大変な需要はあるにもかかわらず著明に不足している事態があり，マンパワーの問題も同時に解決していかなければならない点である．よって，このNEURO治療の安全性，有効性を広く世に示すことが第一の使命と考えているので，しばらくの間は，年齢が16歳以上の人を対象とすることにしている．

磁気刺激には大きく分けて，高頻度刺激と低頻度刺激がある．高頻度刺激は，現在，精神科の分野で，うつ病の治療として用いているところが多くあり，良好な治療成績が出てきている．逆に，低頻度刺激を用いた場合，上肢の機能障害は改善したにもかかわらず，うつ病の診断のもと治療が行われているうつ病を悪くしてしまう可能性がある．よって，うつ病の患者を適応基準外とした．

透析患者は，おおよそ週3回透析を行っている人がほとんどである．私どものNEUROは，磁気刺激後の集中的作業療法なくしては，理念から考えて成り立つものではない．よって，午前午後に磁気刺激と集中的作業療法ならびに自主トレーニングを取るのが現システムでは困難な場合がほとんどなので，透析患者を適応基準外とした．

「A：上肢麻痺→手首を曲げないで，指でグーパーができること．少なくとも母指・示指・中指の3指が曲げたり伸ばしたりできること」については後述する．

2 上肢麻痺にプラトーはあるのか

　教科書的には発症から4か月経った麻痺は，約95％プラトーになる．発症から6か月になればさらに明白になってくる．脳卒中の医療保険適応の180日ルールの原点である．下肢麻痺は，Br. stage Ⅲでもうまく痙性を利用すれば支持ができるので歩行可能となる場合が多い．上肢麻痺の場合はそうはいかない．上肢麻痺のBr. stage Ⅲでは廃用手である（第Ⅱ章 脳卒中上肢麻痺のEBM参照）．

　それでは，発症から180日以降の麻痺手のリハビリテーションは何をするためのものであろうか．機能向上というより維持のためなのか．脳卒中になると以前よりやはり活動量が減る傾向にある．それを食い止めるためだけに行うのか．ケアとリハビリテーションの違いは何なのか．真に脳卒中上肢麻痺に向き合うと，多くの疑問を感じてしまう．

　今回，本書で紹介したNEURO-6 あるいは15の適応は，手指の機能の改善を望む場合，手指の屈曲伸展ができることである（少なくとも母指・示指・中指の3指が曲げたり伸ばしたりできること，願わくば母指だけでも動いてほしい）．このような機能をもった人の場合，NEURO-6 あるいは15を施行すると，脳卒中の発症から10年経っていても，編み物ができるようになったり，箸が使えるようになったり，字が書けるようになったり，補助手が実用手になるのを目の当たりにしてきた．もうこれ以上よくならないといわれ続けてきたが，プラトーではなかったのだ．決して発症からの期間によるプラトーはあり得ないのである．

　しかしながら，手指の弱いながらでも曲げ伸ばしの分離動作が出ているにもかかわらず，関節拘縮（特にMPに強い）がある人や手首を曲げてないと指の曲げ伸ばしができない人も多くみられる．よい機能をもち合わせながら，もう治らないといわれ，麻痺手を使用しなくなって，関節の可動域制限が強く出てしまった人たちである．このような人たちは，NEURO-6 あるいは15を受ける前に，拘縮を何か月もかかって改善する必要がある．きっちり土台を立て直してあげれば，よくなる可能性は十二分にある．

　また，外来で上肢は屈曲90度以上上がるのに，「手指は曲げることしかできま

せん」といわれる患者さんも多くみられる．診察しながら十二分にストレッチをしてあげると，指の伸展動作が出現し驚かれることがある．こんなことができるのだと，よい機能をもっていながら訓練方法を間違えている例である．このような人たちにも正しい訓練方法を指導し，土台をしっかりしてあげれば，まだまだNEURO-15を施行することにより機能向上が期待される．決して発症からの期間によるプラトーはあり得ないのである．

しかしながら，NEURO-6 あるいは15は現在のところ，手指の伸展ができない場合は，適応外である．磁気刺激によって動かないものを動かすことはできない．このような場合，手指の機能の改善は望めないが，肘の屈曲だけしかできないような廃用手もNEURO-15を試みると上肢の機能は向上し，肘の伸展もできるようになる場合も多くみられた．このような人たちもプラトーではなかったのだ．補助手としての役割を獲得できるのである．

第Ⅳ章で書いたように，できるだけ土台をしっかりさせ，分離動作を引き出せば，脳卒中発症から時間が経っていても機能回復は十分考えられる．大切なのは，期間ではなく現在の機能なのである．あとは，患者本人のやる気である．機能に応じた，このようなことがやりたいと明確な目標がある場合，機能改善が大きくQOLも向上していく．逆になんとなく今よりも手がよくなればよいというようなあいまいな希望しかない患者の場合は，予想するよりも改善率が少ない傾向にある．

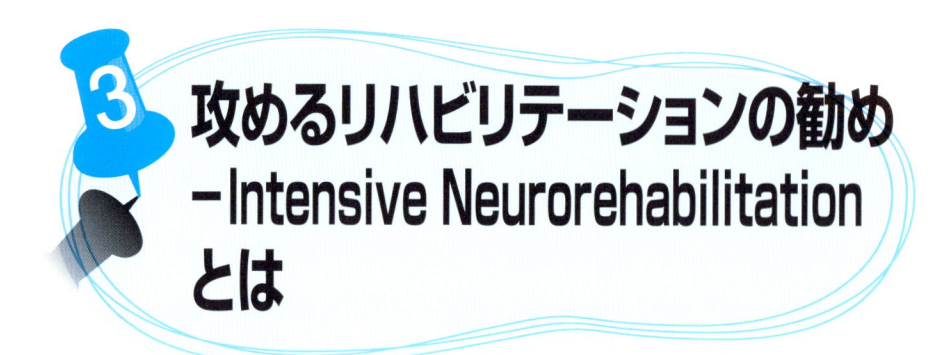

3 攻めるリハビリテーションの勧め －Intensive Neurorehabilitation とは

新たなる概念，ニューロリハビリテーション

　近年になり，ニューロリハビリテーションという語が散見されるようになってきている．Selzerらによって編集された教科書『Textbook of Neural Repair and Rehabilitation』では，その冒頭のintroductionにおいて，ニューロリハビリテーションを「病気や外傷による脳神経系のダメージに由来する機能障害（impairment）を原因として失われた生活上の機能を，最大限に回復させて再獲得させることを目指す臨床的専門分野」と定義している[1]．これをICFに照らし合わせて考えると，脳神経系疾患に罹患した患者の活動制限（activity limitation），参加制約（participation restriction）を緩和することがニューロリハビリテーションの目指すところとなる．もちろん，機能障害が残存してもさまざまな介入によって活動制限や参加制約を緩和することが可能であるが，願わくば，やはり機能障害そのものを改善させて，それに伴う形での活動制限や参加制約の緩和がもたらされるべきであろう．したがって，脳卒中後上肢麻痺の患者に対するニューロリハビリテーションが第一に目指すことは，いうまでもなく「上肢麻痺という機能障害の改善」となる．では，慢性期における上肢麻痺の改善をもたらすために，リハビリテーション介入によって「脳内で起こってほしい有益な変化」とは何だろうか？　これは，究極のところ，障害された部位（すでに梗塞に陥った部位など）を生き返らせる（再び正常に活動させる）ことよりも，「脳内で新たに運動機能を代償する他の部位を発達させる」ことに他ならなくなる．つまり，脳卒中後上肢麻痺患者に対するニューロリハビリテーションが目指す最たるものは，「上肢運動に携わる機能的再構築が，脳内でより広範囲に確固たるものとして発達すること」となる．

3 攻めるリハビリテーションの勧め－Intensive Neurorehabilitationとは

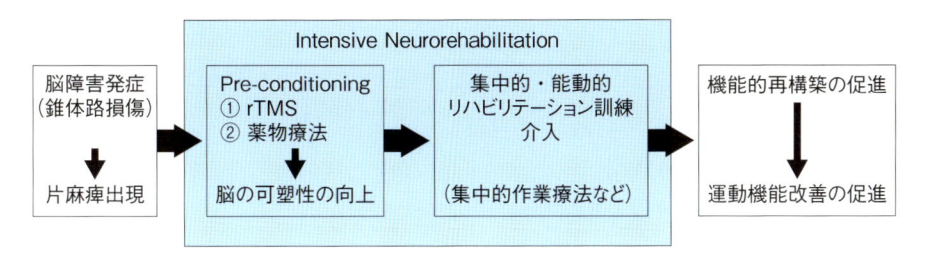

図1　Intensive Neurorehabilitation
rTMS適用や薬剤投与によって脳の可塑性を高めたうえで，集中的・能動的なリハビリテーションプログラムを積極的に介入させる．これによって大脳内における機能的再構築が促進される．

これからのリハビリテーションは「可能なかぎり集中的に脳を攻めるべし」

　それでは，機能的再構築を促進するには，どうすればよいのであろうか？　1970年代より，リハビリテーションにおける「豊かな環境（enriched environment）の重要性」が唱えられている．これは，訓練環境をうまく調節する・整える（豊かな環境を提供する）ことによって，リハビリテーション介入による有益な脳内変化（たとえば，ニューロンの樹状突起発達やシナプスの形成促進）が生じやすくなり，リハビリテーション効果が増幅されるというものである．換言すれば，環境調整（conditioning）によって脳の可塑性が高まり，機能的再構築が生じやすくなるということである．そして，いまや私たちは，rTMSを用いることで「豊かな環境」を作り出すことができるはずだと考えている．リハビリテーションに先立って介入させるrTMSは，pre-conditioningとして可塑性を高めるのに有用な介入となるはずである．そしてまた，rTMS以外にも脳の可塑性を高めるものとして，ノルアドレナリン系やドーパミン系に作用する薬物が注目されている．たとえばScheidtmannらは，53人の脳卒中患者を対象とした無作為のプラセボ対照試験で，レボドパ内服後に理学療法を行った患者群では，レボドパを投与することなく理学療法を行った患者群と比して，3週間後における運動機能改善が有意により良好であったことを報告した[2]．メチルフェニデート，アンフェタミン，パロキセチンが運動機能改善を促進する[3〜5]という報告もある．

　これらより，私たちは今，Intensive Neurorehabilitationという概念を提唱したい．図1にそのイメージを模式的に示すが，これは「脳の可塑性を高める（機能的再構築が起きやすくする）介入手段を，pre-conditioningとして可能なかぎり導入し，同時に集中的で能動的なリハビリテーションプログラムを積極的に行わせること．そして，より広範により確固たるものとして機能的再構築を脳内に起こすこと」をさす．障害を免れた脳組織に積極的に働きかけ，脳のもつ可能性

を「骨の髄まで」絞り出そうという考えである．確かに病巣の大きさによって，または残された正常組織の広さによって，機能回復の限界には個人差があるであろう．しかしながら，私たちリハビリテーションに従事するものは，残された脳のもつ回復能力を最大限に引き出さねばならない．予防もむなしく脳卒中を発症し，急性期治療を受けるも症状を残存した患者にとって，リハビリテーションは「最後の砦」なのである．確かにIntensive Neurorehabilitaionを行うためには，マンパワーの問題や施設の問題に対峙することになるであろうが，この最後の砦を守る私たちリハビリテーション従事者が，十分な治療を行えなければ，患者は脳の回復能力を残したままで，場合によってはそのことに気づくこともなく余生を送ることになってしまうであろう．どんな手を使ってでも，限界まで脳の余力を振り絞らせるIntensive Neurorehabilitation，これこそが私たち脳卒中のリハビリテーションに従事するものに課せられた，そして目指すべき究極の介入手段なのかもしれない．

〈引用文献〉

1) Selzer ME：Neural repair and rehabilitation: An introduction. In：Selzer ME, Cohen L, et al（Ed.）：Textbook of neural repair and rehabilitation volume I. Cambridge University Press, 2006.
2) Scheidtmann K, Fries W, et al：Effect of levodopa in combination with physiotherapy on functional motor recovery after stroke：A prospective, randomized, double-blind study. Lancet 358：787-790, 2001.
3) Grade C, Redford B, et al：Methylphenidate in early poststroke recovery：A double-blind, placebo-controlled study. Arch Phys Med Rehabil 79：1047-1050, 1998.
4) Goldstein LB：Amphetamines and related drugs in motor recovery after stroke. Phys Med Rehabil Clin N Am 14：S125-S134, 2003.
5) Loubinoux I, et al：A single dose of the serotonin neurotransmission agonist paroxetine enhances motor output：Double-blind, placebo-controlled, fMRI study in healthy subjects. Neuroimage 15：26-36, 2002.

4 rTMS治療のさらなる発展を目指して―rTMS治療のこれから

　本書では，私たちが行っているrTMSを中核とした脳卒中後上肢麻痺に対するアプローチ，NEUROについて紹介してきた．しかしながら，すでに述べたようにNEUROはいまだ歴史の浅いアプローチ方策であり，完成されたものでは決してない．これまでの経験から，現在のNEUROのプロトコールは，脳卒中後上肢麻痺患者にとって有益なものであることは間違いないと自負しているが，ベストなものと言い切ることはできない．たとえば，以下の点に関しては，今後さらなる検討が必要であると思われる．

①TMSの治療プロトコール

　NEUROでは，低頻度TMSの一治療セッションは「運動閾値の90％の強さで1ヘルツを20分間」と設定した．治療期間については，現在では2週間を基本としている．しかしながら，これらの設定については確固たる根拠があるわけではなく，過去のさまざまな報告を参考に決定されているのが実情である．したがって，より有効な刺激強度・rTMS適用時間（与える刺激の数）・治療期間（入院期間）についての検討が必要と思われる．また，最近になり，より強固に機能的再構築を起こし得ると期待されている刺激方法として，Theta burst stimulationが報告されている[1]．これは，50ヘルツの3連発刺激を5ヘルツの頻度でくり返すというものであるが，このような革新的な刺激方法と集中的作業療法の併用も試みる価値があると考えている．

②適応症例の選択

　当科におけるNEUROの適応基準は別に記したが，これは暫定的なものと考えている．脳卒中発症後早期の患者や，より上肢運動障害が重症な患者などに対してもNEUROを試験的に介入させて，「NEUROの効果が期待できる患者群」をより明確にしていくべきであろう．また，小児脳卒中患者への応用も試してみたいが，脳梁を通過する神経線維の髄鞘形成が未成熟な小児（7～8歳以下）では，

大脳半球間抑制が十分に発達していないことは留意するべきであると考えている．

③長期的効果

今までのところ，NEURO施行患者ほぼ全員に対して，治療4週後に経過観察としての評価を行っているが，それ以降までフォローアップしている患者は一部にすぎない．したがって今後は，さらに長期的に経過を追う必要がある．時間経過とともにその有益効果が薄れていくのであれば，治療法としてのNEUROの位置づけは低いものとなってしまうため，長期的効果の確認は重要である．私たちが経験した患者の中には，NEURO終了後に自主トレーニングを行ったのみで，退院後はrTMSを適用せずともさらに上肢機能が改善した患者が少なからず存在していた．これらの患者では適用終了後においても，いわゆるlegacy effect（遺産的効果）としてrTMSの効果（脳の可塑性を増してリハビリテーションに対する反応性を上げる）がある期間は持続していた可能性があり，非常に興味深い．

④薬物療法との併用

前章で記したように，Intensive Neurorehabilitationとの考え方から，NEUROと薬物療法との併用はぜひ試されるべき介入方策である．当科ではすでに新たな試みとして，脳卒中後上肢麻痺患者に対してレボドパ100mgの連日内服投与を行いながらのNEURO介入を試験的に開始している．100mg/日というレボドパの投与量はパーキンソン病治療に用いる量と比較すると少量であり，実際には高い安全性をもって投与が行えるとの印象がある．アマンタジンに代表される脳循環代謝改善薬とrTMS治療との併用療法も検討の価値があるものと思われる．

⑤画像検査におけるNEUROの効果の確認

NEUROによって上肢機能が改善したということは，脳内になんらかの有益な変化が，おそらくは機能的再構築が生じたと考えることができる．したがって，TMSマッピング，Functional MRI，SPECTなどをNEURO介入の前後で行い，機能的再構築が生じていることを画像検査で裏付けていくことは今後の重要な課題である．特にTMSマッピングは，rTMS治療を行う施設であればさほど導入が困難ではないはずなので，積極的応用が期待される[2]．

⑥施設・設備の充実と専門スタッフの育成

現在のところ，rTMSと集中的作業療法の両者を提供できる施設は決して多くはないようである．実際に，私たちの施設も可能なかぎり多くの脳卒中後上肢麻痺患者に対してNEUROを提供していきたくリハビリテーション科スタッフの体

制を整えて対処しているが，いまだ多くの患者を「待たせている」状態にある．"NEUROの供給"が"NEUROの需要"に追いついていないのである．したがって今後は，リハビリテーション科医師，作業療法士による専門的な研究会・勉強会を立ち上げるなどして，私たちが考案した治療手段が多くの施設で施行可能となることを期待している．

　これらの課題についての臨床的検討を行っていくことで，NEUROがより強力な治療的介入となり，より多くの患者でより顕著な上肢機能の改善がもたらされるように，私たちは強く願っている．rTMSを中核にすえた脳卒中後上肢麻痺に対する治療的介入が発展を遂げるのは，これからともいえる．

〈引用文献〉
1) Huang YZ, Edwards MJ, et al：Theta burst stimulation of the human motor cortex. Neuron　45：201-206, 2005.
2) Uy J, Ridding MC, et al：Stability of maps of human motor cortex made with transcranial magnetic stimulation. Brain Topogr　14：293-297, 2002.

索引

A

A Very Early Rehabilitation Trial 024
AVERT研究 024

B

brain attack 019
Brunnstrom stage 031, 032
　　──分類 057

C

Cincinnati Prehospital Stroke Scale 019
CI療法 051, 078, 089
Constraint-induced movement therapy
　　......... 037, 078, 089
Copenhagen Stroke Study 033
CPSS 019

D

diffusion-weighted imaging 015
DWI 015
DWI/PWIミスマッチ 021

E

ECASS Ⅲ 021
European Cooperative Acute Stroke Study 021
EuroQol 061
EXCITE研究 078
Extremity Constraint Induced Therapy Evaluation
　　......... 078

F

Faradayの法則 039
FMA 058
fMRI 072
Fugl-Meyer Assessment 058

I

Intensive Neurorehabilitation 153

J

JASMID 060, 061
Jikei Assessment Scale for Motor Impairment in Daily living 060, 061

K

KPSS 019
Kurashiki Prehospital Stroke Scale 019

L

LAPS 019
learned non-use 079, 090
Los Angeles Prehospital Stroke Screen 019

M

magnetic resonance angiography 016
MAL 060, 078
MERCI血栓除去カテーテル 022

mini mental state examination	053
MMSE	053
Motor Activity Log	060, 078
MRA	016
MRI拡散強調画像	015
MR灌流画像	016
MR血管造影	016

N

NEURO	050, 051
―― -6	055
―― -15	055
――における作業療法プログラム	082
――における集中的作業療法	091
――の治療スケジュール	055
――の適応基準	052, 148
NINDS-Ⅲ	007
NMDA受容体	070
NovEl Intervention Using Repetitive TMS and Intensive Occupational Therapy	051

P

perfusion-weighted imaging	016
PET	017
Photochemically Induced Thrombosis	073
PITモデル	073
positron emission tomography	017
PWI	016

R

repetitive TMS	042
repetitive transcranial magnetic stimulation	050, 063
rTMS	037, 042, 050, 063
――の機器	063
――の絶対的禁忌	048

――の適用部位	065
――の副作用	052, 068

S

Simple Test for Evaluating hand Function	059
single photon emission computed tomography	017
SPECT	017
STEF	059
Stroke MRI	016

T

TIA	013
tissue plasminogen activator	019
TMS	039
tPA	019
transcranial magnetic stimulation	039

W

WMFT	059, 078
Wolf Motor Function Test	059, 078

あ

握力	060

う

上田式12段階式片麻痺機能テスト	058
運動学習	094
運動障害	014
運動麻痺	034
――の回復過程	085

か

改訂Ashworthスケール	060
改訂Rankinスケール	020, 021
学習性不使用	090
——のメカニズム	090
幹細胞移植	072
間接的アプローチ	045

き

利き手交換	089
機能代償部位の賦活	045
機能的回復	085
急性期リハビリテーション	024
共同運動	087

く

空間分解能	041
倉敷プレホスピタルスケール	019
グリア細胞	071
グリオーシス	071

け

経頭蓋磁気刺激	039
経頭蓋反復磁気刺激	037
頸動脈エコー	017
痙攣	052
——発生	047, 053

こ

コイルの表面温	066
高次脳機能障害	027
高頻度rTMS	045
高頻度刺激	042
個別作業療法	055

さ

再生医学	072
作業療法プログラム	093

し

磁気刺激波	040
刺激強度	042, 065
刺激コイル	063
刺激持続時間	042
刺激頻度	042
刺激部位	042, 064
自主トレーニング	055
集中的作業療法	051, 055, 078
10秒テスト	059
上肢運動機能	030
上肢機能の評価スケール	057
上肢麻痺に対する作業療法	088
上肢麻痺の予後	033
神経回路の再編成	070, 071
神経学的回復	085
神経筋促通手技	036

す

随意運動	082
——のメカニズム	082, 084

そ

促通反復療法	089, 090
組織プラスミノーゲンアクチベーター	019

た

ターゲットタンパク質	071
大脳の機能回復機序	085
大脳半球間抑制	043

ち

中枢部の促通法	094
直接的アプローチ	045

て

低頻度rTMS	043, 045, 050, 055
低頻度刺激	042

と

ドップラーエコー	017

に

ニューロリハビリテーション	152

の

脳機能画像	072
脳血管障害	007
──の分類	009
脳血流シンチ	076
脳梗塞のサブタイプ別分類	008
脳卒中	007
──患者の障害像	087
──後遺症	026
──後上肢麻痺	050
──の家族歴	009
脳の可塑性	070

は

8の字コイル	041, 063
半球間抑制	043
反復性TMS	042
反復性経頭蓋磁気刺激	050, 063

ふ

ファシリテーション	036
複合動作訓練	096
副作用	048
分離運動	087

ほ

ホムンクルス	014

ま

末梢部の促通法	094
麻痺側上肢運動機能	078
麻痺側上肢の強制使用	078

み

ミクログリア	071
ミクログリア細胞	071

り

リハビリテーション介入量	036

rTMSと集中的作業療法による
手指機能回復へのアプローチ
脳卒中上肢麻痺の最新リハビリテーション

発　　行	2010年7月30日　第1版第1刷Ⓒ
編著者	安保雅博・角田　亘
発行者	青山　智
発行所	株式会社 三輪書店
	〒113-0033　東京都文京区本郷6-17-9　本郷綱ビル
	TEL 03-3816-7796　FAX 03-3816-7756
	http://www.miwapubl.com
制　　作	株式会社 メディカル・リーフ
印刷所	三報社印刷株式会社

本書の内容の無断複写・複製・転載は，著作権・出版権の侵害となることがありますのでご注意ください．
ISBN 978-4-89590-364-6 C3047

JCOPY〈(社) 出版者著作権管理機構 委託出版物〉
本書の無断複写は著作権法上での例外を除き禁じられています．複写される場合は，そのつど事前に，(社) 出版者著作権管理機構 (電話 03-3513-6969, FAX 03-3513-6979, e-mail：info@jcopy.or.jp) の許諾を得てください．

■ 明日からすぐ使える厳選アクティビティ45種類を紹介!

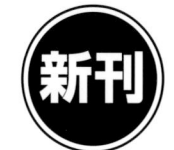

アクティビティと作業療法

活用したい45のクラフトと段階づけ

新刊

アクティビティ研究会　編

　アクティビティを行う意義とは、「活動を通して、身体的に必要な動作の維持・向上を図る。精神的な安定や、生活していくための自信をつける」というところにある。効率化、短期集中化が求められる現代医療の流れの中で、このような医療を展開する余裕は、提供する作業療法士側にも、提供される患者側にもないのが実情である。また介護現場でも、かつての手工芸を用いたアクティビティは影が薄くなっている。しかし、今日でもアクティビティに目を向けて作業活動を実践している作業療法士は非常に多い。

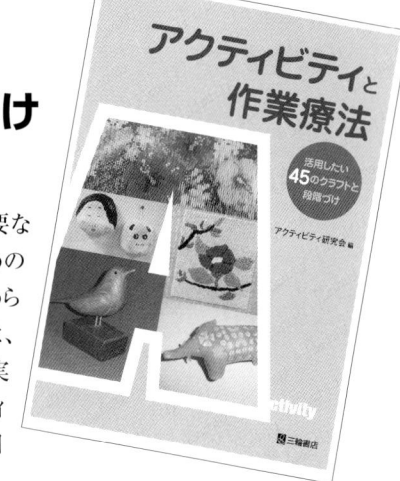

　本書では、アクティビティの歴史から現状とその重要性、役割について概説。また、施設別での特徴を踏まえ、導入目的・方法・経緯・適応など実例を通して平易に解説してある。特に気になる道具・材料の購入および請求方法などについても要点を収録。実際のアクティビティについては手工芸を中心に、長年培った経験やノウハウから必ず役立つ45種類を掲載した。

　いまの時代こそ、アクティビティに焦点を当て、その素晴らしさ、活用方法をあらためて学んでほしい。

■ 主な内容 ■

第1章　アクティビティの重要性と実践

第2章　実践場面別のアクティビティ導入
1. 急性期病院
2. 回復期リハビリテーション病棟
3. 老人保健施設
4. 特別養護老人ホーム
5. 通所リハビリテーション
6. 通所介護
7. 訪問リハビリテーション①
8. 訪問リハビリテーション②

第3章　アクティビティの活用と実践
1. 紙ふぶきの桜
2. 園芸―1・2年草の育て方
3. 抜き絵―ピッカージュ
4. 藍の生葉叩き染め
5. 花紙ボールの貼り絵
6. パステル画
7. 和紙の花瓶
8. 寄せ木コースター
9. ロールピクチャー
10. 水性ニスのステンドグラス
11. 和紙の箸置き
12. りんごジャムづくり
13. 板じめ絞り
14. 絵手紙
15. ビーズのキーホルダー
16. テーブルカバー・アート
17. チラシのビーズ
18. 西洋陶芸
19. 二種類の造花づくり
20. お手軽ネット手芸
21. でんでん太鼓
22. 和の小物袋
23. 三つ編みを使った帽子
24. モザイク瓶
25. 厚紙デコパージュ
26. 絞り染め
27. 文化刺繍
28. ビーズのれん
29. 割り箸細工の写真立て
30. 紙版画
31. 牛乳パックでつくる小物入れ
32. ステンドアート
33. 革でつくる動物
34. 銅板細工
35. 荷造り用紙バンドを使ったかご
36. 牛乳パックを使ったリリアン編みマフラー
37. はりこのお面
38. 和紙のうちわ
39. ウールアート
40. コサージュ
41. 折り紙でつくるクリスマスオーナメント
42. 六角マット
43. ウィンド・ベル
44. 和綴じ本
45. ハサミで切り出すバードカービング

● 定価 3,570円（本体 3,400円+税5%）　B5　頁245　2010年　ISBN 978-4-89590-362-2

お求めの三輪書店の出版物が小売書店にない場合は、その書店にご注文ください。お急ぎの場合は直接小社に。

〒113-0033　東京都文京区本郷6-17-9 本郷綱ビル　**三輪書店**
編集☎03-3816-7796　FAX 03-3816-7756
販売☎03-3831-3063　FAX 03-3816-8762
ホームページ：http://www.miwapubl.com

■ 明日から役立つ臨床知がギュッとつまった1冊！

知ってるつもりの リハビリテーションの 常識 非常識

編著
安保 雅博
（東京慈恵会医科大学リハビリテーション科）
橋本 圭司
（国立成育医療センターリハビリテーション科）

　教科書では学べない臨床の知が詰まった"常識非常識"ブックレットの「リハビリテーション」版がついに登場！

　リハビリテーションの分野は多岐にわたり、学ばなければならないことが多くある。医学・人間工学的知見などのリハビリテーション基礎医学は絶え間なく発展しつづけ、医療・福祉・社会制度は目まぐるしく変わり、あるいはチームアプローチ、地域リハビリテーションなどの概念がさまざまな切り口から語られる中などで、まだEBMが少ないからこそ試行錯誤しながら、新しいものを学びつつ、変わらず大切な知見を積み上げながら、全人的に包括的によりよいリハビリテーションを進めていかなければならない。

　そのような中、強い信念を持ちながらリハビリテーション各分野で活躍するエキスパートの臨床知を集めた本書は、リハビリテーション最新知識のレビューとして、あるいはすぐに役立つ臨床上のコツとして、自らの臨床をより堅固なものとするのにきっと役立つだろう。本書がリハビリテーションに関わる医師やリハビリテーションスタッフにとって、一風変わった座右の銘となればこの上ない喜びである。

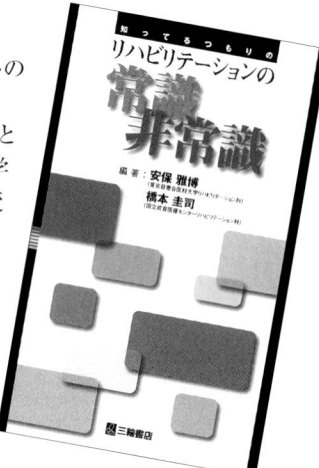

■ 主な内容

第1章　疾患別リハビリテーションの常識・非常識
1. 脳損傷
   ① 脳血管障害
   ② 脳外傷
   ③ 蘇生後脳症
   ④ 脳腫瘍
2. 脊髄損傷
3. 神経筋疾患
4. 運動器疾患
   ① 肩関節疾患
   ② 手指関節疾患
   ③ 股関節疾患
   ④ 膝関節疾患
   ⑤ 足関節疾患
   ⑥ スポーツ疾患
   ⑦ 上肢切断
   ⑧ 下肢切断
5. 小児疾患
6. ポリオとポリオ後症候群
7. 悪性腫瘍

第2章　障害別リハビリテーションの常識・非常識
1. 運動障害
2. 内部障害
3. 排尿障害
4. 摂食・嚥下障害
5. 高次脳機能障害
6. 廃用症候群
7. 褥瘡

第3章　連携・教育における常識・非常識
1. リハビリテーション医から
2. 理学療法士から
3. 作業療法士から
4. 言語聴覚士から
5. 心理士から
6. 職業訓練士から
7. 看護師から

第4章　リハ関連領域の常識・非常識
1. 画像所見
2. 耳鼻咽喉科
3. 歯科・口腔ケア
4. 眼科
5. 泌尿器科
6. 歩行分析
7. 胃瘻
8. 薬物治療
9. 病期に応じたリハビリテーション
   ① 急性期リハビリテーション
   ② 回復期リハビリテーション
   ③ 維持期リハビリテーション

第5章　地域支援の常識・非常識
1. 障害者手帳
   ① 身体・知的障害者の手帳
   ② 精神障害者保健福祉手帳
2. 福祉機器・住宅改修
   ① 装具・(電動)車椅子・福祉機器
   ② 住宅改修
3. 在宅支援・地域リハビリテーション

● 定価 2,940円（本体 2,800円＋税5%）　A5変型　頁280　2009年　ISBN 978-4-89590-332-5

お求めの三輪書店の出版物が小売書店にない場合は，その書店にご注文ください．お急ぎの場合は直接小社に．

〒113-0033
東京都文京区本郷6-17-9 本郷綱ビル

三輪書店

編集：03-3816-7796　FAX 03-3816-7756
販売：03-3831-3063　FAX 03-3816-8762
ホームページ：http://www.miwapubl.com